Omid Gholami

Umbeliprenina e tratamento da leucemia linfocítica crónica (LLC)

Omid Gholami

Umbeliprenina e tratamento da leucemia linfocítica crónica (LLC)

Imprint

Any brand names and product names mentioned in this book are subject to trademark, brand or patent protection and are trademarks or registered trademarks of their respective holders. The use of brand names, product names, common names, trade names, product descriptions etc. even without a particular marking in this work is in no way to be construed to mean that such names may be regarded as unrestricted in respect of trademark and brand protection legislation and could thus be used by anyone.

Cover image: www.ingimage.com

This book is a translation from the original published under ISBN 978-620-2-06584-9.

Publisher:
Sciencia Scripts
is a trademark of
Dodo Books Indian Ocean Ltd. and OmniScriptum S.R.L publishing group

120 High Road, East Finchley, London, N2 9ED, United Kingdom
Str. Armeneasca 28/1, office 1, Chisinau MD-2012, Republic of Moldova, Europe
Printed at: see last page
ISBN: 978-620-7-86800-1

Índice:

Este livro é dedicado à minha mulher, pela sua bondade e devoção, e pelo seu apoio sem fim, e à minha filha, Elsa. Nunca se esqueçam que eu vos vivo.

1. Leucemia linfocítica crónica

A leucemia linfocítica crónica (LLC) é o tipo de leucemia mais comum nos países ocidentais. A sua incidência média na Europa e nos Estados Unidos é de cerca de 0,06% (1). A incidência de LLC nos homens é superior à das mulheres e a idade média de diagnóstico é de cerca de 70 a 72 anos (1). Na maioria dos casos, a CLL tem uma evolução clínica prolongada (ou seja, 10 a 20 anos) e os doentes morrem devido a causas não relacionadas com a CLL. Mas, nalguns casos, os doentes morrem no espaço de dois a três anos após o diagnóstico (2). A história da LLC divide-se em três épocas: (1) o reconhecimento da LLC como entidade clínica, 1845-1924; (2) as investigações clínicas iniciais, 1924-1973; e (3) a era moderna, 1973-2002 (3).

As células malignas acumulam-se na LLC devido à sua resistência à apoptose. Os mecanismos de resistência à apoptose na LLC incluem a sobreexpressão de Bcl-2 e de moléculas inibidoras de Fas, como a TOSO. As alterações genéticas têm um papel na patogénese da LLC. Podem incluir alterações cromossómicas, mutações, alterações na expressão de mi RNAs e modificações epigenéticas. A Del (13q) é a alteração cromossómica mais comum. É evidente em cerca de 50% dos doentes e está associada a um prognóstico favorável (1).

Os mecanismos fisiopatológicos moleculares e celulares da LLC podem ser divididos em duas partes: 1) Vias de sinalização dos receptores das células B (BCR) após o desencadeamento antigénico. As proteínas da família das tirosina quinase (Syk, Lyn e Zap-70) desempenham um papel importante e activam vários transdutores e vias de sinalização, tais como p38, JNK, MEK/ERK e Pi3K/PKC/AKT (Figura 1) (1). 2) Via de sinalização apoptótica aberrante. As células leucémicas no sangue são incapazes de iniciar o seu programa apoptótico. Os defeitos na maquinaria apoptótica das células CLL são o fator mais importante neste sentido (4). Falaremos mais tarde sobre este assunto.

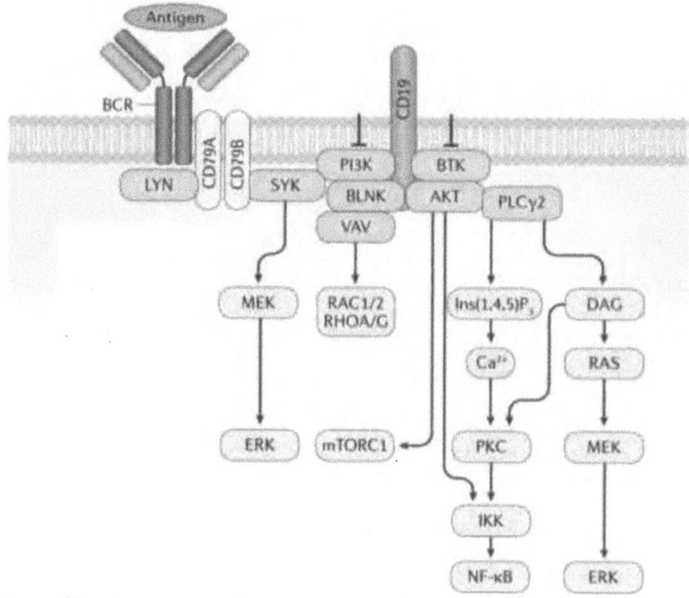

Figura 1- O papel da sinalização BCR na biologia da LLC.

2. Apoptose

A apoptose é um tipo de morte celular. As células morrem em resposta a uma variedade de estímulos e, durante a apoptose, fazem-no de forma controlada e regulada. Como já foi referido, a LLC é uma doença em que a apoptose das células leucémicas está comprometida. A apoptose consiste em duas vias principais: A via extrínseca e a via intrínseca (mitocondrial).

Na via extrínseca, é ativado um tipo de receptores de superfície celular que são designados por "receptores de morte". Os receptores de morte incluem o TNFR-1, o Fas/CD95 e os receptores TRAIL

DR-4 e DR-5 (5). Os receptores activados podem ativar a caspase-8 através do complexo de sinalização indutor de morte (DISC). A caspase-8 activada ativa as caspases efectoras (caspase-3, -6 e -7) e induz a apoptose (Figura 2).

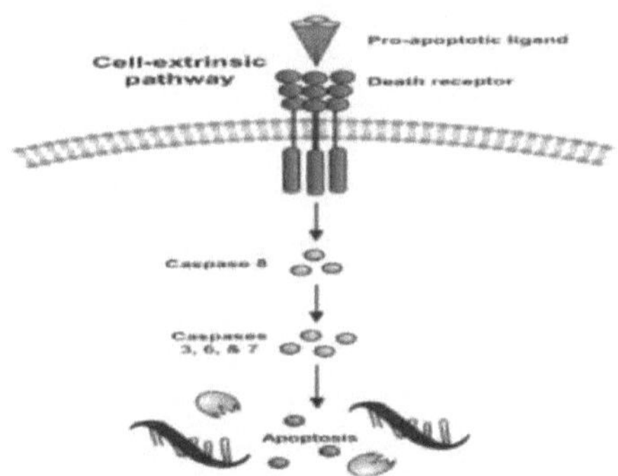

Figura 2- Ativação da caspase mediada por receptores

Na via intrínseca, o sinal precisa de ser amplificado através das mitocôndrias. Nesta via, a proteína P53 é sobreexpressa e actua em conjunto com os membros pró-apoptóticos da família Bcl-2, Bax e Bak, para induzir a libertação de citocromo c das mitocôndrias para o citosol (6). O citocromo c citosólico liga-se à Apaf-1 monomérica que, por sua vez, se oligomeriza para formar o apoptossoma que desencadeia a ativação do iniciador procaspase-9 (7). A caspase-9 activada inicia subsequentemente uma cascata de caspases que envolve caspases efectoras a jusante, tais como a caspase-3, a caspase-7 e a caspase-6, resultando em última análise na morte celular (8) (Figura 3).

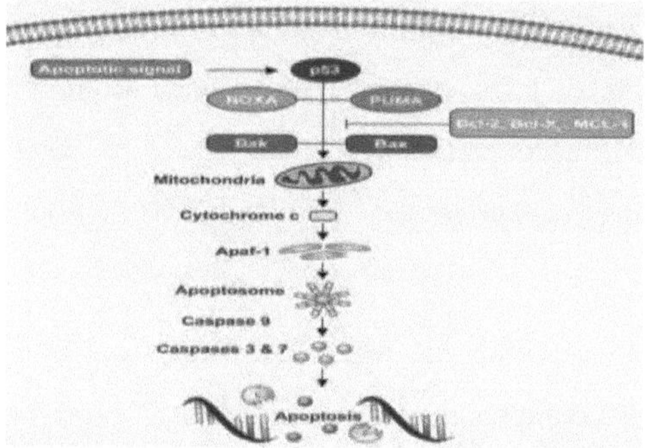

Figura 3- Ativação da caspase mediada pela mitocôndria no apoptossoma.

2.1 Proteínas da via apoptótica

Existem dois tipos de proteínas nas vias de apoptose. O primeiro tipo são as caspases. O termo caspase deriva de proteases específicas de aspartato dependentes de cisteína. Até à data, foram identificadas 11 a 12 caspases diferentes no ser humano. Na célula, as caspases são sintetizadas como proteínas inactivas denominadas procaspases. Após a maturação, são processadas proteoliticamente e transformam-se em caspases. As caspases são divididas em caspases iniciadoras, incluindo as caspases-2, -8, -9 e -10, e caspases efectoras, incluindo as caspases-3, -6 e -7 (9).

Como já foi referido, a procaspase-8 é a caraterística principal das vias de apoptose extrínseca e a procaspase-9 é a caraterística principal da via de apoptose intrínseca. Uma vez activadas as caspases-8 e -9 iniciadoras, estas podem ativar as caspases-3, -6 e -7 efectoras, que medeiam e amplificam o sinal de morte e provocam a execução da morte celular (10).

O segundo tipo de proteínas apoptóticas são os membros da família Bcl-2. A família Bcl-2 divide-se em dois grupos. Todos eles têm motivos de sequência conservados conhecidos como domínios de homologia Bcl-2 (BH1 a BH4). Um dos grupos inclui as proteínas pró-sobrevivência, por exemplo, Bcl-2, Bcl-XL, Bcl-w, A1 e Mcl-1. Todas elas possuem os domínios BH1, BH2, BH3 e BH4. O outro grupo é o grupo pró-apoptótico e é constituído pela subfamília Bax (Bax, Bak e Bok), que possui os domínios BH1, BH2 e BH3, ao passo que as proteínas que apenas possuem o domínio BH3 (Bid, Bim, Bik, Bad, Bmf, Hrk, Noxa, Puma, Blk, BNIP3 e Spike) possuem apenas o motivo BH3 curto (11, 12).

Algumas vias de sobrevivência, como a NF-kB ou a PI3K/AKT, são activadas nas células CLL. Isto leva à transcrição e sobreexpressão de proteínas antiapoptóticas essenciais (nomeadamente vários membros das famílias Bcl-2 como Mcl-1 e IAP). A IAP ligada ao X (XIAP) parece ser a IAP que desempenha um papel importante na inativação da caspase (13). Os sinais do recetor de células B (BCR) regulam a expressão de Mcl-1 através da via PI3K/AKT (14). Além disso, as alterações nos reguladores da apoptose, como o p53 (que são frequentemente observadas na LLC), podem estar implicadas na apoptose defeituosa (Figura 4). Nos últimos 15 anos, a abordagem mais extensivamente estudada para a quimioterapia da LLC tem sido a identificação de agentes capazes de desencadear diretamente a via mitocondrial intrínseca da apoptose.

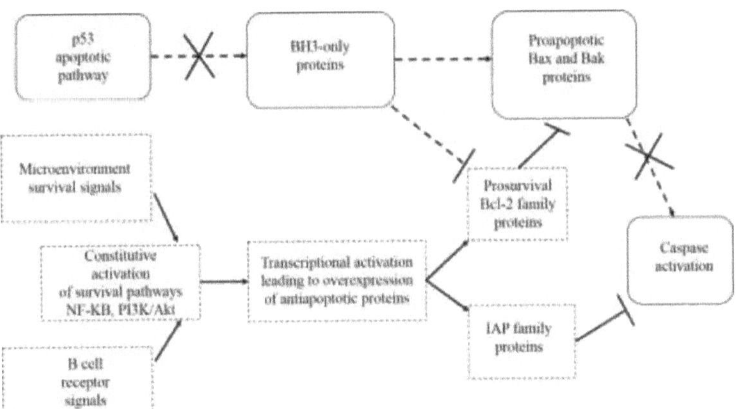

Figura 4 - Representação esquemática da apoptose mitocondrial dependente da caspase nas células CLL. Os factores antiapoptóticos são apresentados em quadrados de corte e os componentes pró-apoptóticos são apresentados em quadrados contínuos (4).

3. Mcl-1 e CLL

O Mcl-1 é um dos membros pró-sobrevivência da família Bcl-2. Foi descoberta pela primeira vez na linha celular de leucemia mieloide humana ML-1 em 1993 (15). A proteína Mcl-1 tem 350 resíduos de aminoácidos e contém regiões BH semelhantes a outras proteínas da família Bcl-2.

O Mcl-1 contém os domínios BH 1-3. A rápida renovação do Mcl-1 sugere que este desempenha um papel importante no controlo apoptótico em vários tipos de células, em resposta a sinais ambientais que mudam rapidamente (16). Pode passar de assassino celular a guarda-costas.

O Mcl-1 desempenha dois papéis principais na maquinaria da apoptose celular. Em condições de sobrevivência, actua como um fator antiapoptótico, sequestrando Bak na membrana mitocondrial externa (OMM). De facto, quando são recebidos sinais apoptóticos, as proteínas BH3 específicas (como Bim, Bik, Noxa, PUMA, tBid) podem deslocar Mcl-1 de Bak, levando à oligomerização de Bak e à libertação de citocromo c das mitocôndrias. Além disso, NOXA pode deslocar Mcl-1 de Bim, PUMA e tBid (proteínas activadoras BH3-only). Depois, podem interagir com a Bax, provocando a sua inserção na membrana mitocondrial externa, a oligomerização e a libertação do citocromo c (Figura 5) (17).

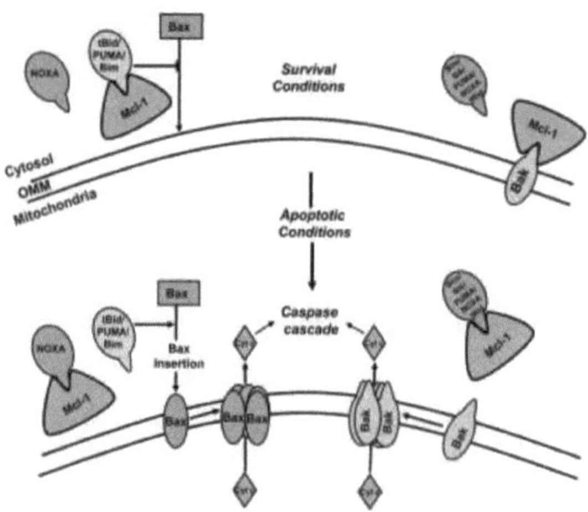

Figura 5- Funções do Mcl-1 na sobrevivência e em condições apoptóticas (17).

A expressão do gene Mcl-1 é regulada por vários factores, como os transdutores de sinal e activadores da transcrição (STATs), o fator induzível pela hipóxia-1 (HIF-1), o complexo ternário de factores (TCF)-fator de resposta ao soro (SRF) e o TCF-SRF (17). A nível pós-transcricional, o ARNm do Mcl-1 divide-se em dois tipos distintos: ARNm Mcl-1 e ARNm Mcl-1s. Enquanto o ARNm Mcl-1 exprime o ARNm antiapoptótico Mcl-1, o ARNm Mcl-1s exprime o ARNm pró-apoptótico Mcl-1s (17).

Até à data, existem duas estratégias que anulam a função anti-apoptótica do Mcl-1: (1) estratégias que inibem a expressão do Mcl-1 e/ou induzem a sua rápida degradação; (2) estratégias que interrompem a interação Mcl-1/Bak através do fornecimento de parceiros de ligação exógenos, como os miméticos de BH3 que interferem com a interação direta entre o Mcl-1 e o Bak (17).

Foi demonstrado que o Mcl-1 pode desempenhar um papel importante na LLC. Saxena et al. demonstraram a presença de inserções de 6 ou 18 pares de bases (pb) no promotor do Mcl-1 em 17/58 (29%) doentes com LLC, mas em nenhum dos controlos. Embora o efeito das inserções na atividade do promotor não tenha sido testado, a presença de inserções foi correlacionada com uma expressão elevada de Mcl-1, tanto a nível de ARN como de proteínas. A presença de inserções foi correlacionada com uma rápida progressão da doença (P = 0,012) e, mais fortemente, com uma má resposta à quimioterapia (P = 0,001) e uma sobrevivência específica da doença mais curta (P < 0,001) (18).

4.   Interleucina 4 e LLC

A interleucina 4 (IL-4) é uma citocina multifuncional derivada de células T, originalmente descrita como fator estimulador de células B (BSF-1), para células B normais pré-ativadas de humanos e ratos. É uma citocina conhecida por ser importante na promoção da sobrevivência das células B-CLL in vitro em concentrações entre 1 e 25 ng/mL, bem como in vivo, e pode ser um fator importante na resistência à terapêutica (19). A combinação de IL-4 e fludarabina, um análogo nucleósido utilizado no tratamento clínico da LBC, faz com que a maioria das células de LBC se torne menos suscetível à apoptose induzida pela fludarabina (20). As células CLL B, quando colocadas em cultura, tornar-se-ão gradualmente apoptóticas (21, 22). A privação de uma ou mais citocinas que regulam a apoptose é provavelmente crítica para o início da apoptose das células B de CLL (23). O mecanismo exato da resistência à apoptose induzida pela IL-4 nas células B clonais é desconhecido, mas a IL-4 pode estabilizar ou induzir níveis aumentados de Bcl-2 nas células B CLL clonais (24, 25).

Dancescu et al. referiram que a IL4 inibe a apoptose espontânea e induzida por hidrocortisona (HC) em células B altamente purificadas de doentes com LLC não seleccionados e regula positivamente a sua expressão de Bcl-2. Mostraram que a degradação típica do ADN em "escada" observada durante o processo de apoptose após exposição a HC desaparece totalmente na presença de IL-4, indicando que a IL4 salva as células B-CLL da morte apoptótica. Também demonstraram, por western blotting, que a expressão de Bcl-2 diminui drasticamente nas células B-CLL incubadas com HC, mas não nas culturas tratadas com IL-4 e HC. Além disso, as células B-CLL tratadas com IL4 expressam mais Bcl-2 do que as células B-CLL não estimuladas, o que sugere que a recuperação da apoptose pela IL4 se reflecte numa expressão sustentada de Bcl-2. Sugeriram que o efeito protetor da IL-4 está mais relacionado com a biologia da célula B-CLL ou com a sua contraparte celular normal do que com as vias utilizadas para induzir a sua apoptose (24).

Castejon et. Al testaram a modulação da apoptose por citocinas em células B-CLL. Neste teste, utilizaram IL-2, IL-4, IL-6 e IL-10. Agruparam os doentes em dois grupos:

Bom (estádio 0 de Rai) e Intermédio (estádio 1,2 de Rai). A presença de IL-2 (1000 U/ml) nos meios de cultura previne a apoptose nas células de doentes com LBC. A inibição da apoptose atingiu significância estatística (P <0,05) em pacientes do grupo de prognóstico intermediário, embora não tenham sido observadas diferenças na modulação da apoptose quando comparados os dois grupos de prognóstico. A presença de IL-10 aumenta significativamente (P<0,05) o número de células apoptóticas em pacientes de bom prognóstico. No entanto, este dado não foi observado nos doentes de prognóstico intermédio. A adição de IL-4 (10 ng/ml) ao meio de cultura resultou na inibição da apoptose. A inibição da morte celular das amostras de B-CLL testadas foi demonstrada por uma diminuição de três a quatro vezes na percentagem de células submetidas a apoptose medida às 24 e 48 h. A análise dos resultados mostrou que a inibição da apoptose pela IL-4 tem significado estatístico (P<0,001). O efeito protetor da IL-4 foi observado em células de ambos os grupos de doentes. Quando as células B-CLL foram incubadas com IL-6 (20 ng/ml) durante 24 e 48 h, a percentagem de células apoptóticas foi semelhante à percentagem de apoptose espontânea observada na ausência de IL-6. Os dados mostram que a IL-6 não tem efeito sobre a apoptose espontânca das células B-CLL em cultura (26).

Kay et. al demonstraram que as células T $CD8^+$ circulantes nas LBC contêm quantidades excessivas de IL-4 em comparação com as células T $CD8^+$ obtidas de voluntários saudáveis. Mostraram que o conteúdo de células T $CD8^{+\,+}$ IL-4 nestes doentes variava entre 37% e 63% do total de células T $CD8^+$ com um nível médio de 49% ± 3,4 (média ± um erro padrão). A deteção de IL-4 em células T $CD8^+$ isoladas ou em células T purificadas obtidas a partir de controlos saudáveis com a mesma idade foi geralmente inferior a 5-10%. Para confirmar que as células B de CLL segregam IL-4, mediram a IL-4 no meio de cultura das células B clonais após 24 horas de incubação. Cada população de células B purificadas (n . 14) foi cultivada durante 24 horas a 37° C em meio de cultura de tecidos e os sobrenadantes de cultura foram colhidos para determinação do teor de IL-4 por ELISA. Cada clone de CLL segregou níveis detectáveis de IL-4, com uma relação positiva entre a concentração de células e os níveis de IL-4 (23).

5. Cumarinas

As cumarinas (*2H-1-benzopiran-2-onas*) são uma grande classe de substâncias fenólicas presentes nas plantas, todas elas constituídas por um anel de benzeno ligado a um anel de pirona. Mais de 1300 cumarinas foram identificadas como metabolitos secundários de plantas, bactérias e fungos. O composto prototípico é conhecido como 1, 2 benzopirona ou, menos comummente, como ácido o-hidroxicinâmico e lactona. As cumarinas foram inicialmente extraídas da fava tonka (*Dipteryx odorata* Wild) e estão presentes em cerca de 150 espécies diferentes distribuídas por quase 30 famílias diferentes, das quais algumas importantes são Rutaceae, Umbelliferae (Apiaceae), Clusiaceae, Guttiferae, Caprifoliaceae, Oleaceae e Nyctaginaceae (27). Encontram-se em níveis elevados em alguns óleos essenciais, nomeadamente no óleo de casca de canela, no óleo de folha de cássia e no óleo de lavanda. A cumarina encontra-se também em frutos (por exemplo, mirtilo, amora silvestre), no chá verde e noutros alimentos, como a chicória. As fontes mais ricas da maioria das cumarinas entre as plantas superiores são as Rutáceas e as Umbelíferas. Os níveis mais elevados de cumarinas encontram-se nos frutos, seguidos das raízes, caules e folhas, embora estejam distribuídas por todas as partes da planta. As condições ambientais e as alterações sazonais podem influenciar a ocorrência em diversas partes da planta (28).

5.1 Classificação

Com base na estrutura química dos seus compostos, as cumarinas naturais são classificadas em seis grupos (Quadro 1).

Tabela-1: Diferentes tipos de cumarinas naturais

Type of Coumarin	General Chemical Structure
Simple Coumarins	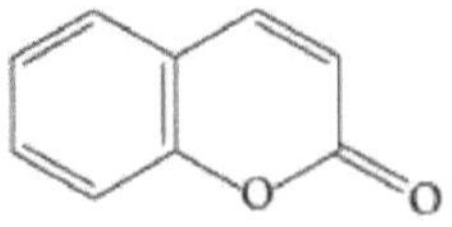
Furano Coumarins	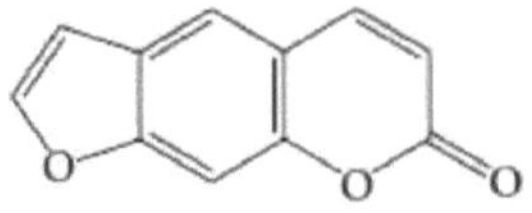
Dihydrofurano Coumarins	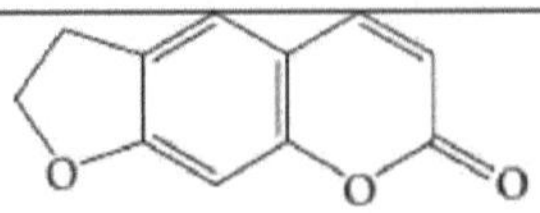
Pyrano Coumarins (Linear Types)	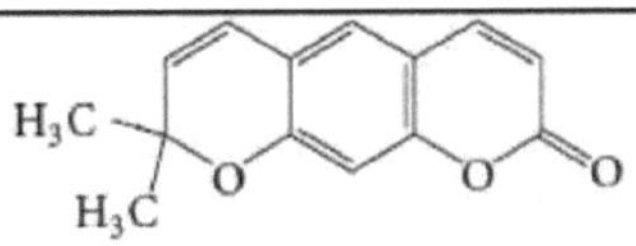
Pyrano Coumarins (Angular Types)	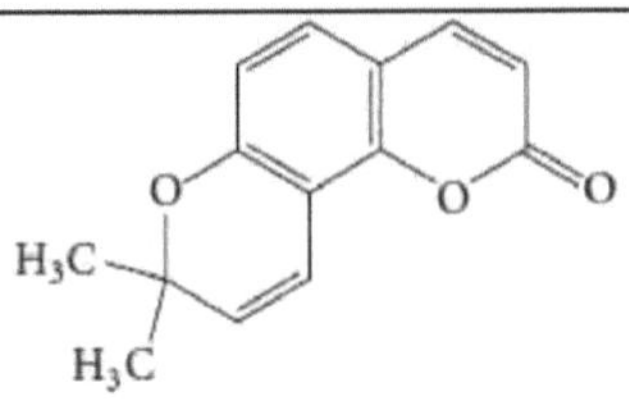
Phenyl Cumarins	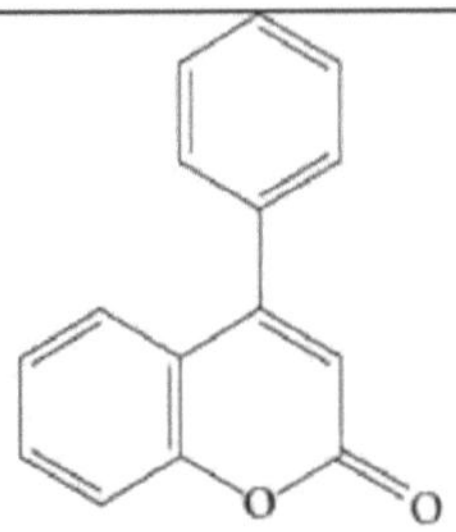
Bicoumarins	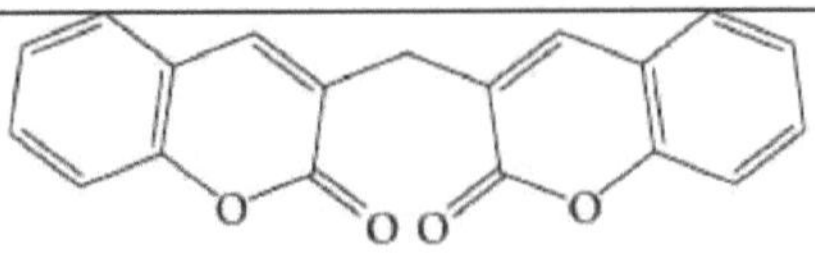

A cumarina e os seus derivados são os principais anticoagulantes orais. A cumarina é

13

insolúvel em água. A partir da revisão, verificou-se que o núcleo da cumarina imita o anel A e B da hormona esteroide e liga-se ao local de ligação da aromatase com uma afinidade superior (Figura 6). Do mesmo modo, ao alargar taticamente a estrutura ao sistema tricíclico, imita as hormonas esteróides que actuam como SERM/SERD (Selective Estrogen Recetor Modulator/Selective Estrogen Recetor Down regulator), aumentando assim a interação com o recetor e conduzindo ao desenvolvimento de um farmacóforo potente. Verificou-se que a extensão estrutural da cumarina com enxofre ligado na posição C-4 potencia a 17b-HSD3 (17b-hidroxiesteróide desidrogenase tipo 3), a proteína do ciclo de divisão celular e a atividade inibidora do NF-kB. Além disso, a investigação SAR revelou que o composto cumarínico mais atrativo que contém imidazol, 1,2,3-triazol, piperidina purina, benzotiazol, anel fenílico substituído, ácido aril acrílico, chalcona na quarta posição do núcleo cumarínico por um ligante como o metileno e o oxigénio parecia ser o mais bem ligado à atividade anticancerígena (29).

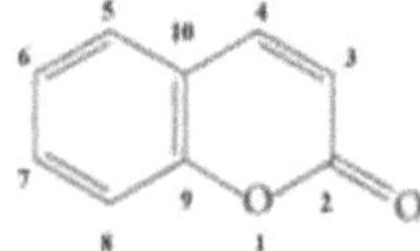

Figura 6- Estrutura da cumarina simples

5.2 *As cumarinas e a leucemia*

Indução de apoptose em linhas celulares leucémicas por cumarinas e seus derivados demonstrada em diferentes estudos in vitro. Os compostos cumarínicos têm atividade anti-proliferativa e/ou citotóxica em células cancerígenas, dependendo do seu padrão de substituição (30-32). Foi demonstrado que, embora a substituição alquílica longa na posição C7 aumente a atividade citotóxica contra as linhas celulares de cancro de leucemia (33), a presença de dois grupos hidroxilo nas posições C7 e C8 parece melhorar a potência das metilcumarinas como agentes citotóxicos. Mostrou também que, entre os derivados de 7, 8-DHMC (dihidroxi-4-metilcumarina), quanto mais longa a cadeia alquílica C3, maior a atividade. Este efeito do grupo alquilo na citotoxicidade é presumivelmente devido à maior lipofilicidade das cadeias alquílicas mais longas que, consequentemente, aumenta a capacidade de penetração na membrana celular dos compostos testados. Os grupos bromo substituídos nas posições C4 e C6 dos DHMCs aumentaram a atividade citotóxica em todas as linhas celulares (Figura 7) (34). Noutro estudo, foi demonstrado que o análogo da 7-hidroxicumarina contendo o grupo carboximetil éster na porção cinamoílica (Figura 8) apresentou uma boa atividade antiproliferativa contra linhas celulares leucémicas (35). É de salientar que o grupo cinamoilo em C3 é mais eficaz do que o grupo da cadeia alquílica para aumentar o efeito citotóxico contra a linha celular leucémica K562 (IC50= 4,4µM vs. 40,8µM).

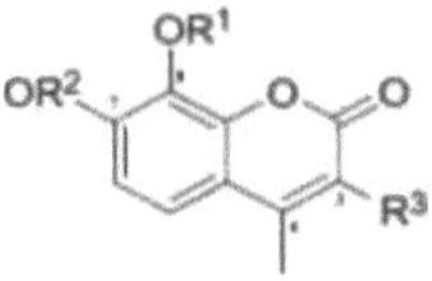

Figura 7

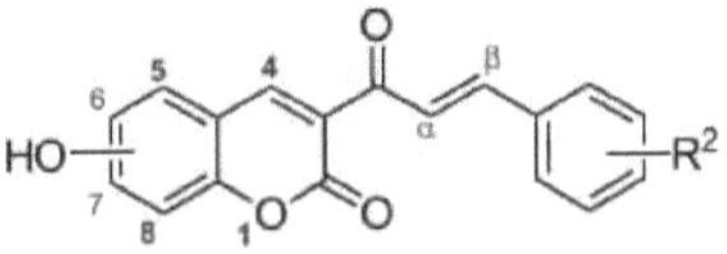

Figura 8- R^2 é 4-(COOMe)

Estudos demonstraram que a hibridação molecular de cumarinas aumentou a sua citotoxicidade contra linhagens de células leucémicas. Por exemplo, os híbridos com grupos orto-di-hidroxi ou orto-hidroxi-metoxi no anel aromático A apresentam uma atividade antiproliferativa superior em comparação com os híbridos com esses grupos no anel aromático B. Em especial, um novo híbrido, a 6-metoxi-7-hidroxi-3-(4'-hidroxifenil)cumarina, surgiu como um importante composto principal com excelentes actividades antiproliferativas, indutoras de apoptose e de paragem do ciclo celular contra a linha celular HL-60 (IC50= 5,2±0,6 µM) (Figura 9) (36).

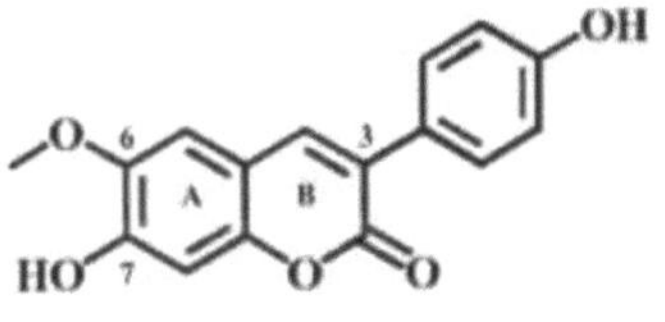

Figura 9

A introdução de etanolamina na posição 7 do híbrido cumarina-benzimidazol (Figura 10A) mostra uma maior seletividade contra as células cancerosas da leucemia (37). Além disso, a porção de hidrazida-hidrazona (-CO-NH-N=CH-) (Figura 10B) e o híbrido de acrilo-hidrazida (Figura 10C) na posição 3 podem aumentar a citotoxicidade contra as linhas celulares leucémicas (38, 39).

A   B   C

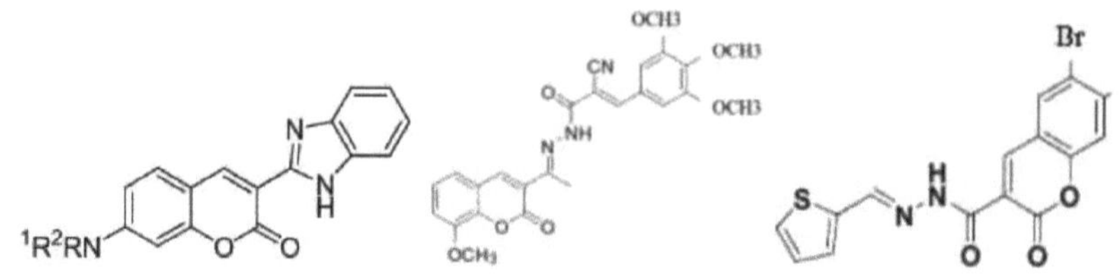

Figura 10- Híbridos de cumarina. A) NR R^{12} é etanolamina

Noutros estudos, foi demonstrado que os complexos de cobre com derivados de cumarina podiam aumentar o efeito antileucémico da cumarina in vitro (Figura 11).

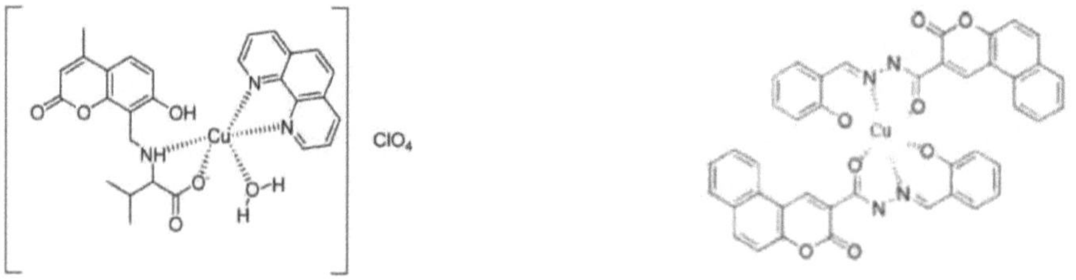

Figure 11- Complexos de cobre com cumarinas

Especificamente, em alguns estudos foi relatada a atividade inibidora significativa de certas cumarinas naturais na proliferação de linhas de células leucémicas (32, 40-42). Além disso, foi descrito que esses efeitos inibitórios poderiam estar relacionados com as actividades diferenciadoras (32, 40) ou pró-apoptóticas (41, 42) dos compostos, dependendo da distribuição dos seus substituintes no anel cumarínico.

Kim e colegas estudaram os efeitos antileucémicos da Decursina (uma piranocumarina de *Angelica gigas*) e dos seus derivados (Quadro 2) nas linhas celulares K562 e U937.

Estudaram a capacidade destes compostos como ativador da PKC supressora de tumores e como antagonista do forbol 12-miristato 13-acetato (PMA), um ativador da PKC promotor de tumores. Com base nos seus resultados, a relação estrutura-atividade da decursina e dos seus derivados é a seguinte (i) a estrutura da cumarina é necessária para a atividade antileucémica e (ii) a cadeia lateral é um fator determinante da ativação da PKC e do mecanismo citotóxico nas células leucémicas (43).

Num outro estudo, Ahn et al. mostraram a indução de apoptose pela decursina em células leucémicas KBM-5. Mostraram que a decursina ativa a caspase 9, 3 e PARP nas células KBM-5. Também referiram que a decursina induzia a apoptose através da regulação negativa da via da survivina dependente da COX-2 na leucemia mieloide KBM-5. Nas células KBM-5, foi referido que a seleção da survivina poderia ultrapassar a resistência ao imatinib (44).

A esculetina (quadro 2) é uma cumarina simples presente em alguns medicamentos tradicionais. A indução de apoptose em várias linhas de células leucémicas foi demonstrada em diferentes estudos. Chu e os seus colegas são uma das primeiras equipas que relataram os efeitos antileucémicos da esculetina. Mostraram que a esculetina inibe a sobrevivência das células da leucemia promielocítica humana HL-60 de uma forma dependente da concentração e do tempo. A esculetina induziu a libertação do citocromo c das mitocôndrias para o citosol, reduziu a expressão da proteína Bcl-2 e aumentou a ativação da caspase (45).

A esculetina é um agente antineoplásico específico do ciclo celular. Pode inibir o crescimento das células leucémicas HL-60 e U937 através da paragem do ciclo celular G1 (46, 47). Também leva à libertação do citocromo C, à ativação das caspases 3, 8 e 9, à redução da regulação da proteína Bcl-2 e ao aumento da fosforilação da MEK/ERK e da JNK (48-51).

Tung et al. fraccionaram e investigaram quimicamente o extrato de metanol da flor de Mammea siamensis, uma árvore perene pertencente à família das Calophyllaceae e distribuída pela Tailândia, Myanmar, Laos, Camboja e Vietname. Foram isolados e identificados 8 compostos. Entre os compostos isolados, 3 cumarinas estruturalmente relacionadas, a kayeassamina A (Quadro 2), a surangina C e a terafina B, apresentaram uma atividade antiproliferativa significativa contra as células HL-60 da leucemia humana. A ativação da caspase 3 e 8 e a paragem sub-G1 pela Kayeassamin A foram demonstradas neste estudo e noutro (52, 53).

O Osthole (Quadro 2) é outra cumarina cujo efeito antileucémico foi investigado. Foi demonstrado que o osthole tem a atividade citotóxica mais forte entre as cumarinas extraídas do *Cnidii monnieri Fructus* na linha celular HL-60. A relação estrutura-atividade estabelecida a partir dos resultados indicou que o grupo prenil tem um papel importante nos efeitos citotóxicos e na indução da apoptose (54).

Noutro estudo, o osthole pode aumentar a acumulação intracelular de fármacos, diminuir a expressão do gene 1 de resistência a múltiplos fármacos (MDR1) e suprimir a expressão de P-gp através da inibição da via de sinalização PI3K/Akt em células de leucemia mielogénica K562/ADM (55).

A imperatorina (Quadro 2), uma furanocumarina biologicamente ativa, é outra cumarina extraída do *Cnidii monnieri Fructus que* também mostrou um efeito citotóxico contra linhas de células leucémicas (56-59).

A toddaculina (quadro 2) é outra cumarina importante, cujo efeito antileucémico é revelado. Vazquez et al. verificaram que a toddaculina era o agente citotóxico mais potente de uma série de seis cumarinas preniladas isoladas da casca do caule de Toddalia asiatica (Rutaceae). Descobriram que, enquanto a toddaculina a 250 µM (IC50= 51,38±4,39) foi capaz de induzir apoptose em células U-937, envolvendo níveis de fosforilação diminuídos de ERK e Akt, a toddaculina a 50 µM exerceu efeitos diferenciadores (60).

O aurapteno (quadro 2) é outra cumarina que tem uma estrutura próxima da umbeliprenina. A diferença entre as estruturas químicas destes compostos é que o comprimento da cadeia 7-preniloxi da umbeliprenina é maior e contém 15 carbonos em vez de 10. A atividade apoptogénica do aurapteno nas células jurkat foi demonstrada em pormenor. O efeito apoptótico do aurapteno nas células Jurkat T foi exercido pela ativação da caspase-8 mediada pelo stress do ER e a subsequente indução da ativação da cascata da caspase dependente ou independente da mitocôndria, que pode ser suprimida pelo Bcl-xL (61). As propriedades proapoptóticas do aurapteno são muito próximas das da umbeliprenina (62).

Quadro 2 - Estrutura química das cumarinas naturais

Natural Coumarins	Chemical Structure
Decursin	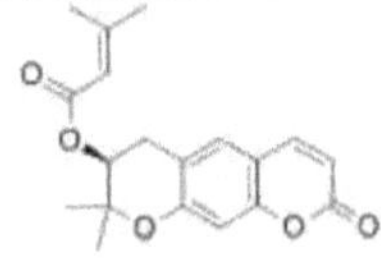
Esculetin	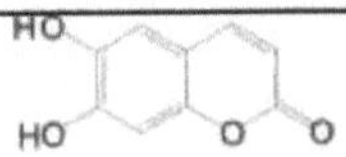
Kayeassamin A	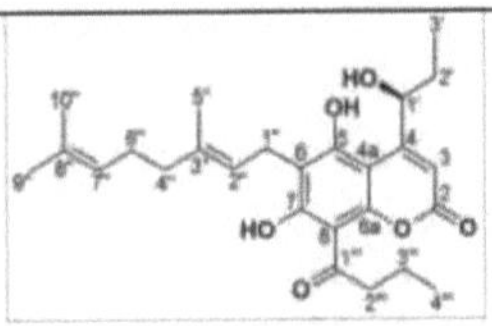
Osthole	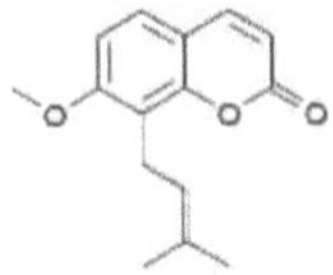
Imperatorin	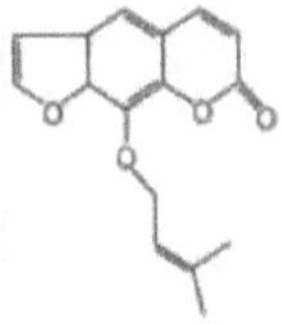
Toddaculin	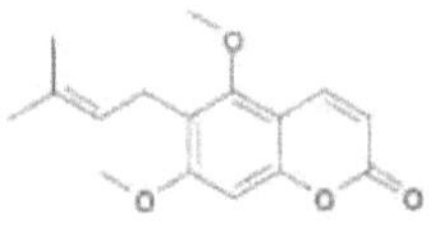
Auraptene	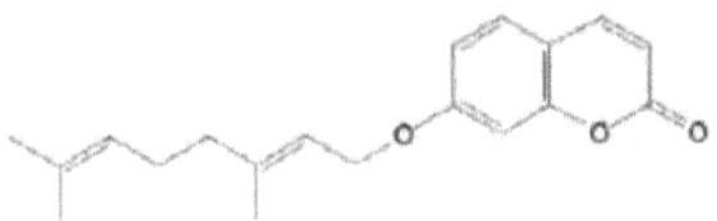

5.3 Mcl-1 e cumarinas

As cumarinas podem regular a expressão de Mcl-1. A sua regulação é dependente do tempo e da dose. Foi estudada a regulação da expressão de Mcl-1 pelo aurapteno, umbelliprenina, imperatorina, ácido galbânico e gut-70.

O ácido galbânico é uma das poucas cumarinas naturais cujo efeito na expressão de Mcl-1 foi estudado (Figura 12A). O ácido galbânico regula em baixa a expressão da proteína Mcl-1 de forma dependente da dose (63). A imperatorina (Figura 12B), outra cumarina natural, tal como o ácido galbânico, diminuiu o nível da proteína Mcl-1 de forma dependente da dose (64). A GUT-70 (Figura 12C), uma cumarina tricíclica derivada do Calophyllum brasiliense, provoca uma regulação ascendente da proteína Mcl-1 nas linhas celulares do linfoma de células do manto (MCL) (65).

A   B   C

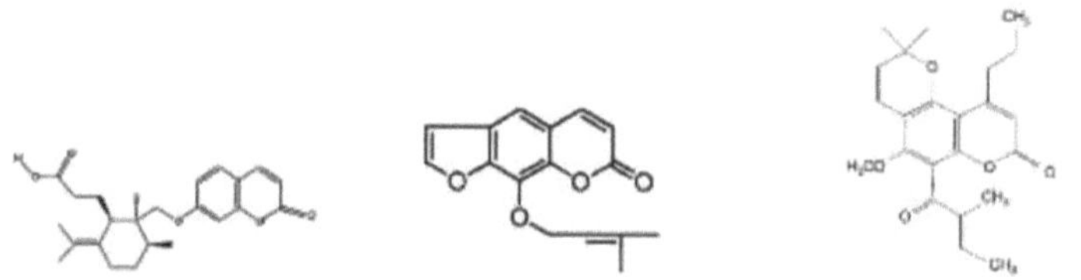

Figure 12-   Ácido galbânico (A), Imperatorina (B) e (C) GUT-70

Foi também estudado o efeito das cumarinas sintéticas (RKS262, 5,7-di-hidroxi-4-metil-6-(3-metilbutanoil)-cumarina (DMAC) e análogos 4-arilcumarina da combretastatina (Figura 13)) na expressão da proteína Mcl-1. Todos estes compostos regulam negativamente a proteína Mcl-1 de forma dependente da dose e do tempo (66-68).

A   B   C

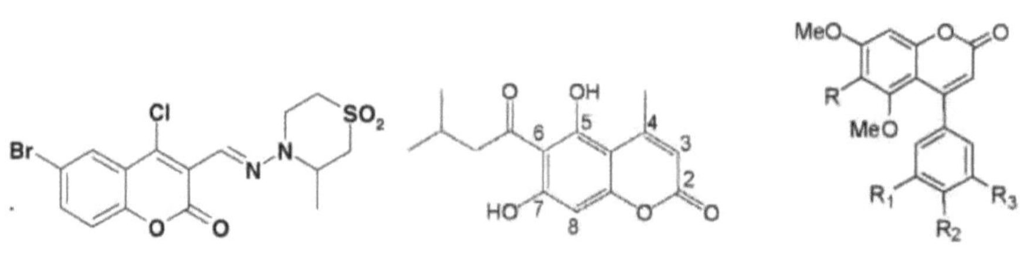

Figura 13- A) RKS262, B) DMAC, C) análogos 4-arilcumarínicos da combretastatina

6. Umbellipre nin

A umbeliprenina, uma cumarina sesquiterpénica, é sintetizada por várias espécies de Ferula. Também foi encontrada em várias espécies de plantas consumidas como alimento ou utilizadas na preparação de alimentos, como o aipo, *Angelica archangelic*, *Coriandrum sativum* e *Citrus limon*. Foi relatado que a umbeliprenina inibe o crescimento de algumas estirpes bacterianas patogénicas (69) e impede a produção de pigmento vermelho em *Serratia marcescens* (70). Também foi relatado que inibe a atividade das metaloproteinases da matriz (71), possui atividade anticoagulante, antileishmanial contra promastigotas (69, 72) e antiproliferativa (73). Além disso, foi recentemente relatada uma atividade significativa de quimioprevenção do cancro da umbeliprenina (70).

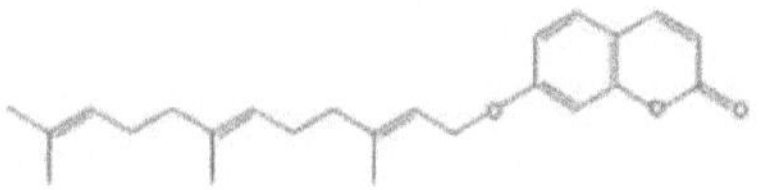

Figura 14- umbeliprenina

A espécie *Ferula* pertence à família das *umbelíferas* e à ordem *das Apiaceae*. As plantas herbáceas deste género são grandes. Têm raízes grossas e carnudas e os seus caules são fortes, resistentes e fibrosos. Podem ser encontradas por vezes com até 2 metros de altura. Na extremidade do caule aparece uma inflorescência constituída por guarda-chuvas. A base e o caule da planta podem ser arranhados e sai uma seiva leitosa com um odor muito forte.

A espécie *Ferula* da família *Apiaceae* é um grande género com mais de 130 espécies e 180 espécies no mundo, de acordo com algumas fontes. Esta espécie encontra-se principalmente na antiga União Soviética, na Ásia Central, no Irão, no Afeganistão, na Turquia e na China. Foram registadas 30 espécies deste género no Irão. Foram recentemente identificados compostos de diferentes categorias, incluindo sesquiterpenos, cumarinas e compostos de enxofre, bem como glicosídeos de cumarina.

A capacidade da umbeliprenina de afetar o metabolismo e a toxicidade de muitos medicamentos através da interação com o citocromo P450 (CYP) e a glicoproteína-P (Pgp) deve ser esclarecida. Também parece importante verificar se a umbeliprenina promove efeitos anticoagulantes e modula as funções imunitárias. A interação com outros fármacos não pode ser excluída, uma vez que as CYP 2B6 e 3A5 estão envolvidas no metabolismo das geraniloxifuranocumarinas (74) e porque, através da interação com a Pgp e a CYP (especialmente a CYP3A4), as cumarinas preniladas são parcialmente responsáveis pelas interacções medicamentosas observadas após o consumo de sumo de toranja ou de laranja (75). Os seus efeitos anticoagulantes podem provocar efeitos secundários. No entanto, como a interação com o sistema fibrinolítico afecta a angiogénese, podem também contribuir para diminuir as metástases. Assim, certas cumarinas que apresentam efeitos anticoagulantes inibem as metástases em vários modelos animais (76). A alteração das funções imunitárias do hospedeiro é um dos mecanismos envolvidos na quimioprevenção. Foi sugerido que o efeito quimiopreventivo da cumarina e da varfarina é dependente dos macrófagos (77). Além disso, numa revisão recente sobre as relações estrutura-atividade e os efeitos anticancerígenos das cumarinas naturais e sintéticas, Kostova (2005) referiu que as cumarinas podem aumentar a resposta dos linfócitos ao mitogénio e induzir efeitos antitumorais induzidos pelo sistema imunitário. Sugeriu que os efeitos do aurapteno seriam parcialmente devidos a uma melhoria da função imunitária (76). Uma vez que o consumo de aurapteno melhora efetivamente as funções dos macrófagos e dos linfócitos em ratos, espera-se uma estimulação do sistema imunitário após a ingestão de umbelliprenina. Este efeito estimulante precisa, no entanto, de ser demonstrado.

6.1 Efeitos farmacológicos da umbeliprenina

A inibição da produção de pigmentos vermelhos em *Serratia marcescens* pela umbeliprenina foi relatada pela primeira vez por Shahverdi et al. *Serratia marcescens* é uma bactéria Gram-negativa que causa doenças em plantas e numa vasta gama de hospedeiros invertebrados e vertebrados. A formação de pigmentos por algumas estirpes de *S. marcescens* foi registada por Bizio já em 1823. Mais tarde, foram descritos vários pigmentos nesta espécie. As actividades antimicrobianas das cumarinas foram testadas para a estirpe de *S. marcescens* resistente à nitrofurantoína através de um método de difusão em disco. Nem o controlo nem as cumarinas mostraram qualquer atividade antibacteriana contra a estirpe de teste nas concentrações utilizadas. Nenhuma das amostras pareceu ter um efeito de branqueamento contra a estirpe de teste, exceto a umbeliprenina. O efeito de branqueamento da umbeliprenina foi dependente da concentração para a *S. marcescens*. A concentração mais elevada testada foi de 500 µg, mas foi observado um efeito de branqueamento a uma concentração de 200 µg de umbeliprenina (78).

As metaloproteinases de matriz (MMPs) desempenham um papel em vários eventos fisiológicos e patológicos. Existem algumas provas que indicam o envolvimento das MMPs na invasão tumoral e nas doenças inflamatórias. Shahverdi et al. estudaram o extrato clorofórmico de Ferula persica var. persica. A influência destes extractos em relação a um medicamento de referência, o diclofenac sódico, na produção de MMP pela linha de células de fibrossarcoma foi investigada utilizando um ensaio de citotoxicidade in vitro, dodecil sulfato de sódiopoliacrilamida e zimografia de gelatina. Verificou-se que o extrato total das raízes apresentava um efeito inibidor seletivo na invasão das células tumorais. O fracionamento deste extrato, orientado para a bioatividade, levou ao isolamento de dois compostos. Estes compostos mostraram o maior efeito inibidor da MMP a níveis mínimos de dose tóxica. Utilizando métodos de espetroscopia convencionais, as fracções activas foram identificadas como t-butil 3-[(1-metiltiopropil)dithio]-2-propenil malonato (persicasulfureto B) e umbelliprenina, previamente isolada de *F. persica* var. *latisecta*. Uma vez que a inibição da atividade das MMP tem sido utilizada na terapia de modalidades em doenças como o cancro, a umbelliprenina pode ser promissora na preparação de derivados terapêuticos anti-MMP (71).

O melanoma maligno metastático tem um mau prognóstico (sobrevivência média: 6-8 meses), principalmente devido ao desenvolvimento de metástases pulmonares, hepáticas e cerebrais. No seu estudo, Barthomeuf et al. utilizaram o teste de redução da resazurina e a análise FACS para avaliar o efeito citostático e citotóxico da umbeliprenina de Ferula szowitsiana (Apiaceae) em células cancerígenas sólidas humanas e em fibroblastos primários humanos. Observaram que a suscetibilidade das células à umbeliprenina diminui na ordem M4Beu (melanoma maligno pigmentado metastático)> A549 (carcinoma pulmonar de células não pequenas)= PC3 (carcinoma da próstata resistente aos androgénios)> PA1 (teratocarcinoma do ovário)> fibroblastos primários humanos= MCF7 (adenocarcinoma da mama) > DLD1 (adenocarcinoma do cólon). A proliferação celular do M4Beu é inibida através da paragem do ciclo celular em G1 e da indução de apoptose dependente da caspase. A constatação de que o efeito citotóxico da umbeliprenina é nitidamente mais pronunciado nas células M4Beu do que nos fibroblastos primários sugere uma margem terapêutica. Como a proliferação das células M4Beu é inibida de forma mais potente pela umbeliprenina (IC50 12,3 mM) do que pela cumarina cítrica aurapteno (7-geraniloxicumarina, IC50 17.1 mM), anteriormente relatada como capaz de inibir a prevalência de metástases pulmonares em ratinhos portadores de melanoma murino B16BL6, os seus dados sugerem que a umbeliprenina administrada por via oral e os alimentos e medicamentos populares que contêm esta cumarina podem proporcionar proteção contra o desenvolvimento e a recorrência precoce do melanoma maligno (73).

As propriedades protectoras de uma cumarina prenilada, a umbeliprenina, sobre as lesões do ADN dos linfócitos humanos foram testadas por Soltani et al. Os linfócitos foram isolados a partir de amostras de sangue colhidas de voluntários saudáveis. As quebras do ADN e a resistência aos danos induzidos pelo H_2O_2 foram medidas utilizando uma técnica de eletroforese em microgel de célula única em condições alcalinas (ensaio cometa). Os linfócitos humanos foram incubados com umbelliprenina (10, 25, 50, 100, 200 e 400 µM) isoladamente ou com uma combinação de diferentes concentrações de umbelliprenina (10, 25, 50, 100, 200 e 400 µM) e 25 µM de H_2O_2. Células não tratadas, ácido ascórbico (AA; 25, 50, 100, 200 e 400 µM) e H_2O_2 (25 µM) foram considerados como controle negativo, controle positivo e o agente antioxidante padrão para o estudo, respetivamente. As células individuais foram analisadas com o software "TriTek Cometscore versão 1.5". Os danos no ADN foram expressos em percentagem de ADN da cauda. A umbeliprenina exibiu um aumento dependente da concentração na atividade de proteção contra danos no ADN induzidos por 25 µM H2O2 (de 67,28% para 39,17%). A atividade antigenotóxica do AA, na gama de 0-50 µM, foi superior à da umbeliprenina. No entanto, não foi encontrada qualquer diferença significativa (p>0,05) na atividade protetora entre a umbeliprenina e o AA em concentrações aproximadamente superiores a 50 µM (79).

Na continuação da sua anterior descoberta in vitro, Iranshahi et al. decidiram avaliar a atividade quimiopreventiva do cancro da umbeliprenina in vivo, utilizando um ensaio de carcinogénese em duas fases de tumores cutâneos de ratinho induzidos por peroxinitrito como iniciador e TPA (12-O-tetradecanoilforbol 13-acetato) como promotor. Neste ensaio, o tratamento com umbeliprenina juntamente com peroxinitrito/TPA atrasou a formação de papilomas até à 9ª semana, e aproximadamente 33,3 e 86,6% dos ratinhos desenvolveram papilomas após 11 e 20 semanas de promoção, respetivamente. A umbeliprenina reduziu o número de tumores por ratinho em 45% após 20 semanas de promoção, em comparação com o grupo de controlo. Curiosamente, este valor é igual ao valor correspondente (45%) para a curcumina, utilizada como composto padrão de referência no seu estudo. Além disso, o padrão de promoção tumoral foi mais lento nos ratinhos tratados com umbelliprenina em comparação com a curcumina. Por conseguinte, a umbeliprenina pode ser útil como agente quimiopreventivo do cancro (80).

Com base nestes dados, nos nossos estudos, eu e os meus colegas procurámos as propriedades proapoptóticas da umbeliprenina. Passo a descrever os nossos resultados.

6.2 *Indução de apoptose pela umbeliprenina*

Para determinar se a umbeliprenina induz a apoptose em células CLL (Jurkat e Raji), as células foram incubadas com várias concentrações de umbeliprenina (10, 25, 50 e 100µM) in vitro durante 16, 20, 24 e 48 horas e analisadas quanto à apoptose com citometria de fluxo de coloração dupla de anexina V- FITC/PI (Figura 15). A umbeliprenina induziu a apoptose nas células Jurkat e Raji. Curiosamente, as células leucémicas foram mais susceptíveis a esta cumarina do que as PBMC normais a concentrações de 10, 25 e 50µM de umbeliprenina após 48 horas (Figura 16). Estes resultados demonstram que a umbeliprenina induz a morte das células jurkat T-CLL de uma forma dependente da dose e do tempo (Figura 17) e que as células CLL são mais susceptíveis à morte celular induzida pela umbeliprenina do que as PBMC normais. Como mostra a Figura 15, o efeito mais apoptótico da umbeliprenina ocorre a uma concentração de 50µM após 16 horas de incubação.

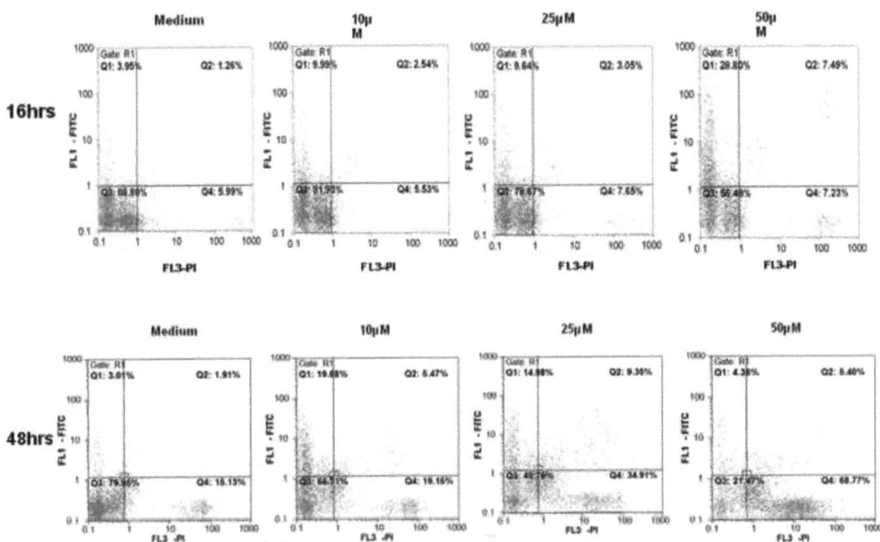

Figura 15- Análise de fluxocitometria de coloração dupla Annexin V-FITC/PI da indução de apoptose em células Jurkat T-CLL por umbelliprenina (10, 25, 50µM) após 16 e 48 horas de incubação (81).

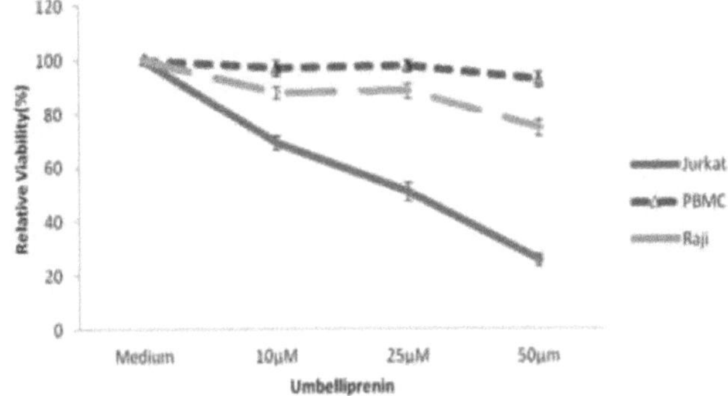

Figura 16- Percentagem relativa de viabilidade das células (Jurkat, Raji e PBMC) na presença de umbelliprenina após 48 horas de incubação. Os dados são apresentados como média ± desvio padrão (81).

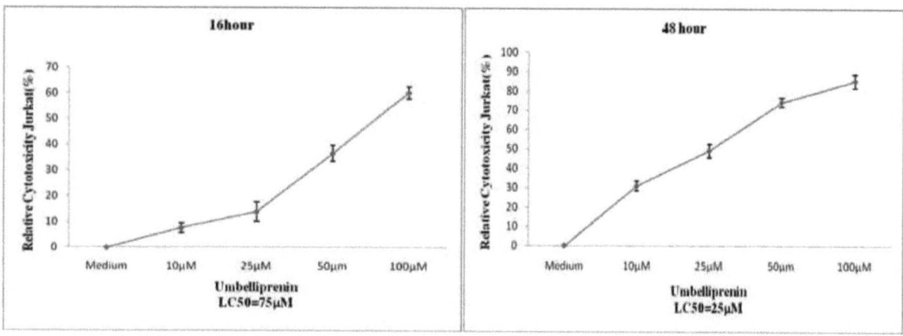

Figura 17- Percentagem relativa de citotoxicidade da umbeliprenina em células jurkat. A umbeliprenina induz apoptose de uma forma dependente da dose e do tempo (LC50, 16hour= 75µM, LC50, 48hour= 25µM). Os dados são apresentados como média ± desvio padrão (81).

6.3 *Indução de apoptose pela umbeliprenina na presença de IL-4*

Para determinar se a umbeliprenina podia induzir apoptose em células Jurkat na presença de IL-4, as células T-CLL foram pré-tratadas com IL-4 (1ng/ml) durante 24 horas, após o que foi adicionada umbelliprenina (50µM). 48 horas mais tarde, as células foram analisadas relativamente à apoptose (Figura 18). Esta figura mostra que a umbeliprenina mantém o seu efeito apoptótico na presença de IL-4. Como se pode ver, após 48 horas de incubação com umbeliprenina na presença de IL-4, a viabilidade diminui de 94,91% para 76% e a percentagem de apoptose aumenta de 5,07% para 10,84%. Estes dados indicam que a umbeliprenina permaneceu ativa na presença de IL-4. Assim, a IL-4 não aumenta a resistência in vitro das células CLL expostas à umbeliprenina, ao contrário de outros fármacos que induzem a apoptose das células B-CLL, como a fludarabina.

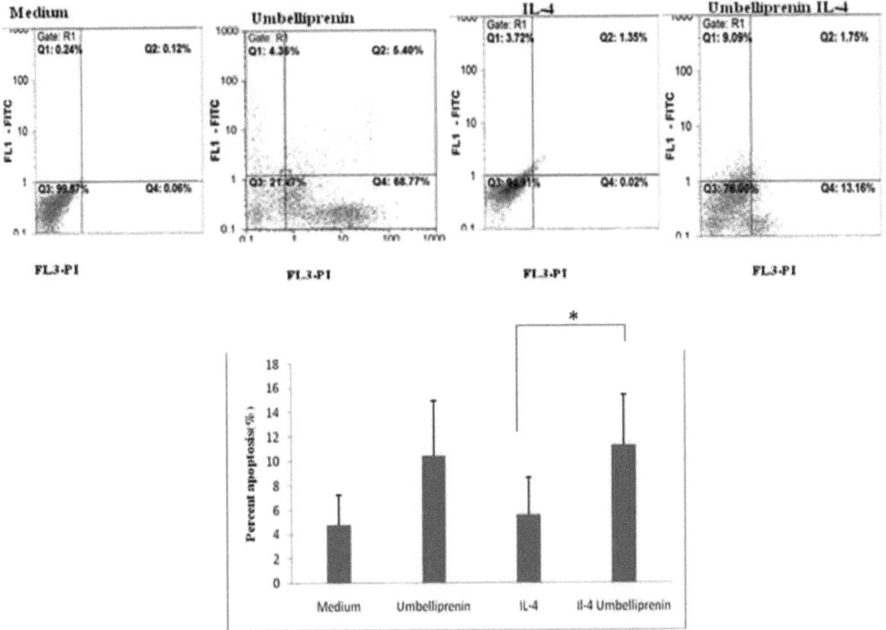

Figura 18- A umbeliprenina (50μM) mantém a sua atividade apoptótica na presença de IL-4 após 48 horas de incubação. Os dados são mostrados como média ± desvio padrão. *P < 0,05 quando comparado o grupo IL-4 com o grupo IL-4+ umbeliprenina (81).

6.4 *Efeito da umbelliprenina na transcrição da proteína casapses:*

A caspase-3 é uma caspase efectora que desempenha um papel central na via de morte celular mediada por mitocôndrias e é responsável pela degradação de vários componentes celulares envolvidos na reparação e regulação do ADN. Para determinar se a apoptose induzida pela umbelliprenina estava associada à ativação da caspase-3, as células foram incubadas com umbelliprenina durante diferentes períodos de tempo e depois analisadas pelo método de western blotting. Os resultados mostraram que a umbelliprenina começou por induzir um aumento significativo das quantidades de Procaspase-3 após 3 horas de tratamento. Depois disso, a procaspase-3 foi activada para caspase-3, pelo que as quantidades de procaspase-3 diminuíram entre 3 horas e 16 horas de tratamento (Figura 19A).

Para caraterizar melhor a apoptose induzida pela umbeliprenina, examinámos se a umbeliprenina ativa a via apoptótica extrínseca ou intrínseca nas células CLL. Para determinar que via apoptótica é activada pela umbeliprenina, examinámos os padrões de processamento proteolítico da caspase-8 e -9, as proteases apicais nas vias extrínseca e intrínseca, por análise Western blot. Os níveis de procaspase-8 aumentaram após 3 horas de tratamento, o que significa que a umbeliprenina induziu primeiro a procaspase-8, após o que a procaspase-8 foi activada em caspase-8 de 3 horas a 16 horas de tratamento, pelo que a densidade da banda diminuiu significativamente (Figura 19B). Os níveis de procaspase-9 também aumentaram após o tratamento com umbeliprenina ao fim de 3 horas. Mas, entre 3 horas e 16 horas de tratamento, os níveis de procaspase-9 diminuíram. Estes dados mostram que a procaspase-9 foi activada em caspase-9 entre 3 horas e 16 horas de tratamento com umbeliprenina (Figura 19C). Estes dados sugerem que tanto a caspase-8 como a -9 são activadas pela umbeliprenina, pelo que a umbeliprenina ativa as vias intrínseca e extrínseca da apoptose.

Para examinar melhor as propriedades pró-apoptóticas da umbelliprenina nas células Jurkat, analisámos os níveis das proteínas Bcl-2 e Bax por Western blotting. A Bcl-2 é uma proteína reguladora antiapoptótica que está sobreexpressa nas células B-CLL (109, 110).

A análise por Western blot revelou que a exposição das células CLL à umbeliprenina começou por aumentar os níveis de Bcl-2 após 3 horas de tratamento. Mas entre 3 horas e 16 horas de tratamento, os níveis de Bcl-2 diminuíram (Figura 19D). Em contrapartida, a expressão de Bax, uma proteína que pode promover a apoptose, não pôde ser detectada por análise de western blot após o tratamento com umbeliprenina (dados não apresentados). Além disso, examinámos se a umbeliprenina podia modular o nível de Mcl-1, outra proteína antiapoptótica da família Bcl-2, nas células Jurkat in vitro por análise de western blot. O tratamento com umbeliprenina provocou um aumento significativo da expressão de Mcl-1 após 3 horas de tratamento, mas de 3 horas a 16 horas de tratamento, os níveis de Mcl-1 diminuíram significativamente (Figura 19E). A combinação da ativação da caspase-3, da caspase-8, da diminuição dos níveis de procaspase-9 e da regulação negativa de Bcl-2 e Mcl-1 explica, em parte, o início da apoptose induzida pela umbeliprenina nas células Jurkat.

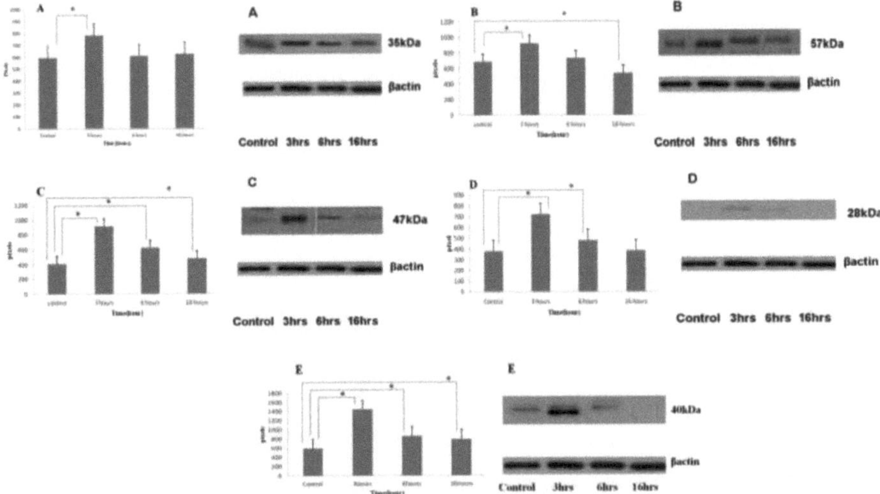

Figura 19- Alteração da expressão proteica pela umbeliprenina (50µM) em células jurkat após 3, 6 e 16 horas de incubação. A umbeliprenina ativa a pró-forma da caspase-3 (A), -8 (B), -9 (C) e diminui o conteúdo de Bcl-2 (D) e Mcl-1 (E). A β-actina foi utilizada como controlo de carga. O rácio de cada proteína em relação à β-actina foi calculado em cada momento e apresentado como gráficos de colunas. Os dados são apresentados como média ± desvio padrão. *P<0.05 (82, 83).

6.5 Efeito da umbeliprenina na transcrição da proteína Cleaved Caspase-8

Para caraterizar melhor a ação citotóxica da umbeliprenina, examinámos a regulação positiva da caspase-8 clivada por citometria de fluxo. Para o efeito, as células Jurkat foram incubadas com umbeliprenina durante diferentes períodos de tempo e, em seguida, analisadas por fluxocitometria utilizando FITC. Os resultados mostraram que a umbeliprenina aumentou significativamente os níveis de caspase-8 clivada (Figura 20).

A
B

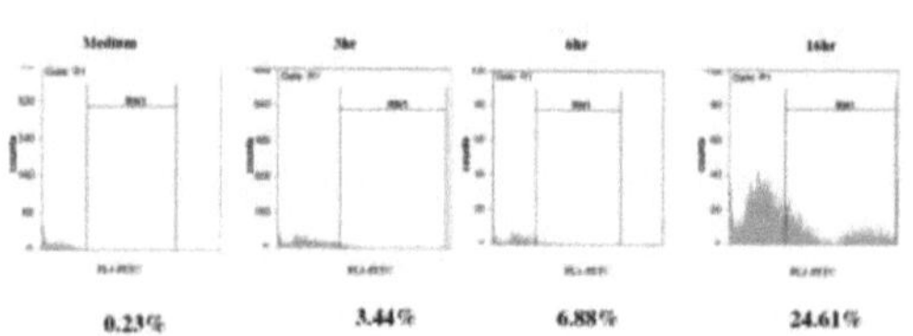
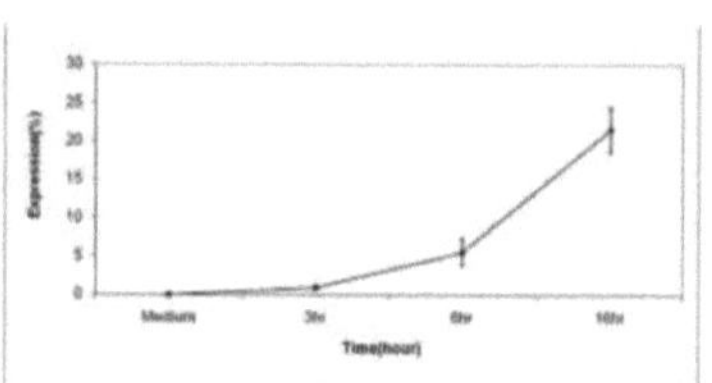

Figura 20- Aumento da expressão da proteína caspase-8 clivada após incubação de células Jurkat com umbelliprenina (50μM) durante 3, 6 e 16 horas. Os dados são apresentados como média ± desvio padrão (82).

6.6 *Efeito da umbelliprenina na expressão e transcrição de Mcl-1*

Estudos anteriores demonstraram que o ARNm de Mcl-1 é regulado positivamente como parte de uma resposta celular inicial rápida a estímulos citotóxicos, tais como agentes quimioterapêuticos, irradiação UV, ionóforos de cálcio e infeção pneumocócica. Para determinar se a umbelliprenina poderia afetar de forma semelhante a expressão do gene Mcl-1 nas células jurkat, examinámos os níveis de ARNm do Mcl-1. A PCR em tempo real foi efectuada durante 1, 2 e 3 horas e, em seguida, os dados foram analisados pelo software Rest-rg. Este software calcula a expressão relativa de Mcl-1 (expressão de Mcl-1 Tratamento/expressão de Mcl-1 Controlo) e apresenta esta expressão relativa como uma coluna única (Figura 21). Em cada caso, o ARNm de Mcl-1 aumentou em resposta à umbeliprenina em relação às amostras de controlo (Figura 21). Este aumento é significativo para o tratamento de 1 hora. Para o tratamento de 2 e 3 horas, o ARNm de Mcl-1 relativo aumentou, mas este aumento não foi significativo. Assim, a umbeliprenina insere-se na categoria de agentes indutores de apoptose que inicialmente aumentam o ARNm de Mcl-1. Para caraterizar melhor a descoberta de um aumento do ARNm de Mcl-1, examinámos a expressão da proteína Mcl-1 num curso de tempo mais detalhado durante 3, 6 e 16 horas após a exposição à umbeliprenina (Figura 19E). Observou-se um aumento modesto da proteína Mcl-1 após 3 horas de exposição à umbeliprenina, seguido de uma diminuição da proteína Mcl-1 no espaço de 6 horas, que se manteve durante 16 horas. A expressão da proteína Mcl-1 após a exposição à umbeliprenina pareceu ser bifásica, mais uma vez consistente com estudos anteriores que demonstram um aumento transitório da proteína Mcl-1 durante as fases iniciais de uma resposta apoptótica. A regulação negativa da proteína Mcl-1 de comprimento total deveu-se provavelmente à regulação pós-traducional por caspases. Em conjunto, estes dados indicam que o tratamento com umbelliprenina modula a expressão de Mcl-1 tanto a nível transcricional como pós-traducional.

A umbeliprenina e o aurapteno têm o mesmo padrão na transcrição da proteína Mcl-1 (123, 124). Na expressão do ARNm de Mcl-1, a umbeliprenina aumentou a expressão do ARNm de Mcl-1 de 1 a 3 h de incubação, mas este aumento tem um padrão descendente. O aurapteno diminuiu a expressão do ARNm de Mcl-1 para os mesmos tempos de incubação (122, 123).

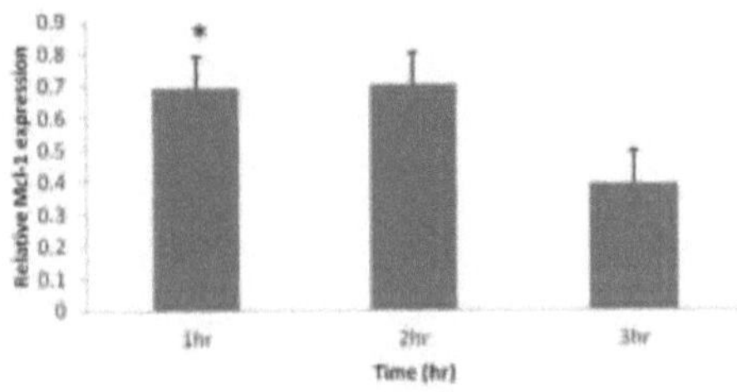

Figura 21- Aumento da expressão relativa de ARNm de Mcl-1 (expressão de Mcl-1 Tratamento/expressão de Mcl-1 Controlo), por umbeliprenina (50µM) em células jurkat após 1, 2, 3 horas de incubação. Os níveis de Mcl-1 foram normalizados para β-actina. Apenas após 1 hora de incubação este aumento foi significativo (*P= 0,026) (83).

7. Discussão

A LLC é uma doença caracterizada pela acumulação de células linfocíticas resistentes à apoptose. Foi referido que o produto natural umbeliprenina induz a apoptose numa variedade de células tumorais. Por conseguinte, investigámos se a umbeliprenina poderia ultrapassar a resistência apoptótica inerente às células CLL. Descobrimos que a umbeliprenina actua diretamente nas células CLL para induzir citotoxicidade de uma forma que causa apoptose dependente da caspase no espaço de 16 a 48 horas. Os nossos dados, os primeiros em células jurkat e raji, apoiam trabalhos anteriores que demonstram a atividade da umbeliprenina em linhas celulares e modelos tumorais. A umbeliprenina induziu citotoxicidade em células CLL em concentrações que são minimamente tóxicas para PBMCs normais. Investigando o mecanismo pelo qual as células jurkat sofrem apoptose em resposta ao tratamento com umbeliprenina, descobrimos que a apoptose ocorreu de uma forma que dependia da ativação da caspase. Além disso, a exposição das células jurkat à umbeliprenina modulou a expressão das principais proteínas reguladoras da apoptose, incluindo o importante membro da família Bcl-2, Mcl-1, que é uma alteração molecular associada a um resultado clínico positivo. Por fim, a citotoxicidade induzida pela umbeliprenina não pôde ser ultrapassada pela pré-incubação das células com IL-4, um fator de sobrevivência antiapoptótico para as células CLL.

Os produtos naturais têm sido a fonte de muitos medicamentos medicamente benéficos, e a sua importância na prevenção e no tratamento do cancro é cada vez mais evidente. Outros medicamentos à base de plantas extraídos do género *Ferula* apresentam uma atividade citotóxica contra as células cancerosas. A elaeocitrina A de *Ferula elaeochytris* tem uma atividade citotóxica na leucemia mieloide crónica humana K562R (resistente ao imatinib) e na linha celular de leucemia de ratinho DA1-3b/M2BCR-ABL (resistente ao dasatinib) (84). O xantoangelol, uma chalcona principal constituinte dos exsudados do caule de *Angelica keiskei* (Umbelliferae), induz a morte celular apoptótica por ativação da caspase-3 em células Jurkat através de um mecanismo que não envolve a transdução de sinal Bax/Bcl-2 (85). Verificou-se que a imperatorina, uma furanocumarina biologicamente ativa das raízes de *Angelica dahurica* (Umbelliferae), induz a apoptose nas células HL-60 da leucemia promielocítica humana (86).

Verificou-se que a citotoxicidade da umbeliprenina está relacionada com a presença do grupo sesquiterpenóide alifático ligado a C7-OH. No entanto, são necessários mais testes in vitro e ensaios em modelos animais para determinar a toxicidade e a eficácia da umbeliprenina. Num estudo recente, Barthomeuf et al. estudaram a indução da apoptose num certo número de linhas de carcinoma humano: carcinoma do cólon (DLD1), da mama (MCF7), do ovário (PA1), da próstata (PC3) e do pulmão de células não pequenas (A549), em fibroblastos humanos primários e em células de melanoma maligno pigmentado metastático humano M4Beu. Verificaram que o nível de inibição variava consoante a linha celular. A suscetibilidade das células à umbeliprenina diminuiu por ordem: M4Beu>A549=PC3>PA1>fibroblastos= MCF7>DLD1. O IC_{50} da umbellprenina nas células M4Beu após 48 horas de incubação foi de 12,4µM. Descobrimos que o IC_{50} de umbelliprenina em células Jurkat após 48 horas de incubação foi de 25µM. Além disso, eles encontraram o número de células apoptóticas precoces como 17,7% em culturas M4Beu em vez de 1,9% em fibroblastos após 48 horas de incubação por concentração de 25µM de umbelliprenina (73). Verificámos que o número de células apoptóticas precoces era de 19,4% em culturas Jurkat, em vez de 0% em PBMCs, após 48 horas de incubação com uma concentração de 25µM de umbeliprenina.

O circuito de morte nas células de mamíferos tem duas vias apoptóticas principais (87, 88). Uma é uma via mediada por receptores que ativa a caspase-8 (via extrínseca), enquanto a outra envolve a caspase-9 (via intrínseca) (87, 88). Aqui, demonstrámos que a umbeliprenina induz a ativação da caspase-9. Também demonstrámos que a apoptose induzida pela umbeliprenina é acompanhada pela ativação da caspase-8. Estes resultados sugerem que a apoptose induzida pela umbeliprenina pode estar relacionada com a função mitocondrial e com a reação mediada pelo recetor, ambas.

A família Bcl-2 é constituída por proteínas anti-apoptóticas (como a Bcl-2) e pró-apoptóticas (como a Bax) que interagem entre si para regular a sobrevivência ou a morte das células (89). A Bcl-2 encontra-se nas membranas das mitocôndrias, no retículo endoplasmático e no núcleo (90). O Bcl-2 tem sido associado à homeostasia das membranas mitocondriais e demonstrou bloquear a libertação de citocromo c e inibir a ativação de caspases (89, 90). Analisámos se a umbelliprenina poderia afetar a expressão de Bcl-2 e Bax. Verificámos que os níveis de Bcl-2 foram reduzidos após o tratamento com umbelliprenina nas células Jurkat, mas os níveis de Bax não foram detectados por análise de western blotting. A nossa hipótese é que a concentração de 50µM de umbelliprenina aumenta ligeiramente os níveis de Bax, o que não foi detectado por western blot. Estes resultados sugerem que o tratamento com umbelliprenina reduziu o nível celular de Bcl-2 antes do início da apoptose ou, pelo menos, numa fase inicial da apoptose. Será necessária uma análise mais aprofundada para avaliar a contribuição da regulação negativa do Bcl-2 para a apoptose mediada pela umbeliprenina.

Para determinar se a umbelliprenina modulava a expressão de proteínas importantes na promoção da sobrevivência das células jurkat e cuja expressão está associada ao prognóstico, concentrámo-nos na Mcl-1. A Mcl-1 é um membro da família de genes Bcl-2. As alterações no equilíbrio das proteínas correspondentes são frequentemente encontradas em doenças malignas hematológicas. Considera-se que um rácio elevado de expressão de Bcl-2/Bax e uma expressão elevada de Mcl-1 contribuem para a patogénese da LLC (91, 92). É importante referir que foi registada uma associação entre uma expressão elevada de Mcl-1 e a incapacidade de alcançar uma remissão completa, indicando que uma expressão mais elevada da proteína Mcl-1 é um indicador de um resultado adverso para os doentes com LLC B (93). Num estudo, a Mcl-1 foi a única proteína de um painel de proteínas antiapoptóticas estudadas que se verificou estar associada à quimioresistência in vitro e à incapacidade de obter uma resposta completa em doentes com LBC (91). Por outro lado, os doentes que atingiram a remissão completa apresentaram níveis baixos de Mcl-1 e a exposição in vitro a agentes quimioterapêuticos provocou uma redução dos seus níveis relativos. Assim, era importante realizar estudos in vitro como um primeiro passo para determinar se a umbeliprenina poderia afetar a expressão de Mcl-1 nas células jurkat. Verificámos que os níveis de Mcl-1 estavam reduzidos nas células jurkat tratadas com umbelliprenina e que a Mcl-1 é submetida a um complexo processo de regulação em várias etapas. A regulação negativa de Mcl-1 altera presumivelmente o equilíbrio das proteínas pró-apoptóticas e antiapoptóticas e facilitaria a ativação mitocondrial da morte celular programada. A expressão de Mcl-1 está a emergir como um determinante prognóstico do resultado e da resposta(94). A nossa descoberta de que a umbeliprenina ultrapassa a resistência à apoptose presente nas células CLL, pelo menos em parte, através da regulação negativa de Mcl-1, tem uma potencial relevância clínica significativa.

Outra observação clinicamente relevante do nosso estudo foi o facto de a IL-4 não proteger contra os efeitos pró-apoptóticos da umbeliprenina. A IL-4 é um fator de sobrevivência importante para as células CLL e protege as células contra a apoptose espontânea em cultura de tecidos. Pensa-se que o efeito pró-sobrevivência da IL-4 se deve à sua capacidade de aumentar os níveis da proteína Bcl-2 nas células CLL in vitro (95). No presente estudo, as células foram cultivadas durante 24 horas com IL-4 para dar tempo suficiente para induzir efeitos pró-sobrevivência antes de se adicionar a umbeliprenina; no entanto, a umbeliprenina manteve-se ativa e ainda podia induzir apoptose na presença da citocina. Este facto contrasta com outros tratamentos, como a fludarabina, o clorambucil e a prednisona, cuja citotoxicidade é diminuída pela IL-4(96). Os nossos resultados sugerem que os efeitos citotóxicos da umbeliprenina podem ser capazes de ultrapassar o papel de suporte do microambiente tumoral, que fornece citocinas e factores que apoiam a sobrevivência das células CLL.

8. Conclusão

Em conclusão, relatamos que a umbeliprenina induz a apoptose em células CLL (jurkat, raji). A umbeliprenina foi minimamente tóxica para as PBMCs normais. Descobrimos que a umbeliprenina induz apoptose dependente de caspase porque ativa a procaspase-3. Tanto a procaspase-8 como a -9 foram activadas pela umbeliprenina. Assim, podemos dizer que este fármaco induz as vias intrínseca e extrínseca da apoptose nas células jurkat. Além disso, verificámos que a umbelliprenina inibe a proteína antiapoptótica mitocondrial Bcl-2 e que o rácio Bax/Bcl-2 aumentou após a incubação das células jurkat com umbelliprenina durante diferentes períodos de tempo.

Estudámos as alterações no conteúdo de Mcl-1 após a incubação de células jurkat por umbelliprenina. Verificámos que a umbeliprenina tem um efeito bifásico na expressão do gene e da proteína Mcl-1. Diminui a expressão de Mcl-1 e depois aumenta-a. Por fim, verificámos que a umbeliprenina mantém o seu efeito apoptótico na presença de IL-4, uma citocina de sobrevivência para as células CLL.

9. Referências

1.   Kipps TJ, Stevenson FK, Wu CJ, Croce CM, Packham G, Wierda WG, et al. Chronic lymphocytic leukaemia. Nature reviews Disease primers. 2017 Jan 19; 3: 16096. PubMed PMID: 28102226. Pubmed Central PMCID: 5336551.

2.   Rai KR. Staging and prognosis of chronic lymphocytic leukemia (Estadiamento e prognóstico da leucemia linfocítica crónica) 2009. Disponível em:

http://www.uptodate.com/contents/search?search=chronc+lymphocytic+leukemia&sp = 0&searchType=PLAIN TEXT&source=USER INPUT&searchControl=TOP PULLD OWN&searchOffset=&autoComplete=true.

3.   Rai KR. Progress in chronic lymphocytic leukaemia: a historical perspective. Baillieres Clin Haematol. 1993 Dec;6(4):757-65. PubMed PMID: 8038488. Epub 1993/12/01. eng.

4.   Billard C. Apoptosis inducers in chronic lymphocytic leukemia (Indutores de apoptose na leucemia linfocítica crónica). Oncotarget. 2014 Jan 30; 5 (2): 309-25. PubMed PMID: 24525395. Pubmed Central PMCID: 3964209.

5.   Ashkenazi A. Targeting death and decoy receptors of the tumour-necrosis fator superfamily. Nat Rev Cancer. 2002 Jun;2(6):420-30. PubMed PMID: 12189384. Epub 2002/08/22. eng.

6.   Luo X, Budihardjo I, Zou H, Slaughter C, Wang X. Bid, uma proteína que interage com Bcl2, medeia a libertação de citocromo c das mitocôndrias em resposta à ativação de receptores de morte da superfície celular. Cell. 1998 Aug 21;94(4):481-90. PubMed PMID: 9727491. Epub 1998/09/04. eng.

7.   Acehan D, Jiang X, Morgan DG, Heuser JE, Wang X, Akey CW. Threedimensional structure of the apoptosome: implications for assembly, procaspase-9 binding, and activation. Mol Cell. 2002 Feb;9(2):423-32. PubMed PMID: 11864614. Epub 2002/02/28. eng.

8.   Slee EA, Harte MT, Kluck RM, Wolf BB, Casiano CA, Newmeyer DD, et al. Ordering the cytochrome c-initiated caspase cascade: hierarchical activation of

caspases-2, -3, -6, -7, -8, and -10 in a caspase-9-dependent manner. J Cell Biol. 1999 Jan 25;144(2):281-92. PubMed PMID: 9922454. Pubmed Central PMCID: 2132895. Epub 1999/01/29. eng.

9.   Gewies A. Introduction to Apoptosis. 2003. p. 1-26.

10.   Earnshaw WC, Martins LM, Kaufmann SH. Mammalian caspases: structure, activation, substrates, and functions during apoptosis. Annu Rev Biochem.

1999;68:383-424. PubMed PMID: 10872455. Epub 2000/06/29. eng.

11.   Cory S, Adams JM. The Bcl2 family: regulators of the cellular life-or-death switch. Nat Rev Cancer. 2002 Sep;2(9):647-56. PubMed PMID: 12209154. Epub 2002/09/05. eng.

12.   Mund T, Gewies A, Schoenfeld N, Bauer MK, Grimm S. Spike, uma nova proteína BH3- only, regula a apoptose no retículo endoplasmático. FASEB J. 2003 Abr;17(6):696-8. PubMed PMID: 12594175. Epub 2003/02/21. eng.

13.   Loeder S, Zenz T, Schnaiter A, Mertens D, Winkler D, Dohner H, et al. A novel paradigm to trigger apoptosis in chronic lymphocytic leukemia. Cancer research. 2009 Dec 01;69(23):8977-86. PubMed PMID: 19920200.

14.   Pleyer L, Egle A, Hartmann TN, Greil R. Molecular and cellular mechanisms of CLL: novel therapeutic approaches (Mecanismos moleculares e celulares da LLC: novas abordagens terapêuticas). Nature reviews Clinical oncology. 2009 Jul;6(7):405-18. PubMed PMID: 19488076.

15.   Kozopas KM, Yang T, Buchan HL, Zhou P, Craig RW. MCL1, um gene expresso na diferenciação programada de células mielóides, tem semelhança de sequência com BCL2. Actas da Academia Nacional de Ciências dos Estados Unidos da América.

1993 Abr 15;90(8):3516-20. PubMed PMID: 7682708. Pubmed Central PMCID: 46331.

16. Craig RW. MCL1 provides a window on the role of the BCL2 family in cell proliferation, differentiation and tumorigenesis. Leukemia. 2002 Abr;16(4):444-54.

PubMed PMID: 11960321.

17. Akgul C. Mcl-1 é um potencial alvo terapêutico em vários tipos de cancro. Ciências da vida celulares e moleculares: CMLS. 2009 Abr;66(8):1326-36. PubMed PMID: 19099185.

18. Packham G. Bodyguards and assassins: Proteínas da família Bcl-2 e controlo da apoptose na leucemia linfocítica crónica. immunology. 2004;114.

19. Battle TE, Arbiser J, Frank DA. The natural product honokiol induces caspasedependent apoptosis in B-cell chronic lymphocytic leukemia (B-CLL) cells. Blood. 2005 Jul 15;106(2):690-7. PubMed PMID: 15802533. Epub 2005/04/02. eng.

20. Byrd JC, Shinn C, Waselenko JK, Fuchs EJ, Lehman TA, Nguyen PL, et al. O flavopiridol induz a apoptose em células de leucemia linfocítica crónica através da ativação da caspase-3 sem evidência de modulação de bcl-2 ou dependência de p53 funcional.

Sangue. 1998 Nov 15;92(10):3804-16. PubMed PMID: 9808574. Epub 1998/11/10. eng.

21. Collins RJ, Verschuer LA, Harmon BV, Prentice RL, Pope JH, Kerr JF.

Morte espontânea programada (apoptose) de células de leucemia linfocítica crónica B após a sua cultura in vitro. Br J Haematol. 1989 Mar;71(3):343-50. PubMed PMID: 2930721. Epub 1989/03/01. eng.

22. Jurlander J. The cellular biology of B-cell chronic lymphocytic leukemia (A biologia celular da leucemia linfocítica crónica de células B). Crit Rev Oncol Hematol. 1998 Jan;27(1):29-52. PubMed PMID: 9548016. Epub 1998/04/21. eng.

23. Kay NE, Han L, Bone N, Williams G. Interleukin 4 content in chronic lymphocytic leukaemia (CLL) B cells and blood CD8+ T cells from B-CLL patients: impact on clonal B-cell apoptosis. Br J Haematol. 2001 Mar;112(3):760-7. PubMed PMID: 11260081. Epub 2001/03/22. eng.

24. Dancescu M, Rubio-Trujillo M, Biron G, Bron D, Delespesse G, Sarfati M.

Interleukin 4 protects chronic lymphocytic leukemic B cells from death by apoptosis and upregulates Bcl-2 expression. J Exp Med. 1992 Nov 1;176(5):1319-26. PubMed PMID: 1402678. Pubmed Central PMCID: 2119420. Epub 1992/11/01. eng.

25. Panayiotidis P, Ganeshaguru K, Jabbar SA, Hoffbrand AV. Interleukin-4 inhibits apoptotic cell death and loss of the bcl-2 protein in B-chronic lymphocytic leukaemia cells in vitro. Br J Haematol. 1993 Nov;85(3):439-45. PubMed PMID: 8136263. Epub 1993/11/01. eng.

26. Castejon R, Vargas JA, Romero Y, Briz M, Munoz RM, Durantez A. Modulation of apoptosis by cytokines in B-cell chronic lymphocytic leukemia. Cytometry. 1999 Oct 15;38(5):224-30. PubMed PMID: 10516608. Epub 1999/10/12. eng.

27. Venugopala KN, Rashmi V, Odhav B. Revisão sobre o chumbo cumarínico natural

compostos para a sua atividade farmacológica. BioMed research international. 2013;2013:963248. PubMed PMID: 23586066. Pubmed Central PMCID: 3622347.

28. Jain PK, Joshi, H. Coumarin: Chemical and Pharmacological Profile. Jornal de Ciências Farmacêuticas Aplicadas. 2012;02(06):236-40.

29. Dandriyal J, Singla R, Kumar M, Jaitak V. Desenvolvimentos recentes de derivados de cumarina substituídos por C-4 como agentes anticancerígenos. Jornal Europeu de Química Medicinal. 2016 Ago 25;119:141-68. PubMed PMID: 27155469.

30. Riveiro ME, De Kimpe N, Moglioni A, Vazquez R, Monczor F, Shayo C, et al. Cumarinas: compostos antigos com novas e promissoras perspectivas terapêuticas. Química medicinal atual. 2010;17(13):1325-38. PubMed PMID: 20166938.

31. Murata T, Itoigawa M, Ito C, Nakao K, Tsuboi M, Kaneda N, et al. Indução de apoptose em células de leucemia humana HL-60 por furanona-cumarinas de Murraya siamensis. O Jornal de farmácia e farmacologia. 2008 Mar;60(3):385-9. PubMed PMID: 18284820.

32. Riveiro ME, Shayo C, Monczor F, Fernandez N, Baldi A, De Kimpe N, et al. Indução da diferenciação celular em células de leucemia humana U-937 por 5-

oxigenadas-6,7- metilenodioxicumarinas de Pterocaulon polystachyum. Cancer letters. 2004 Jul 16;210(2):179-88. PubMed PMID: 15183533.

33. You CX, Yang K, Wang CF, Zhang WJ, Wang Y, Han J, et al. Compostos citotóxicos isolados de Murraya tetramera Huang. Molecules. 2014 agosto 27; 19 (9): 13225-34. PubMed PMID: 25165861.

34. Miri R, Nejati M, Saso L, Khakdan F, Parshad B, Mathur D, et al. Estudos da relação estrutura-atividade de derivados de 4-metilcumarina como agentes anticancerígenos. Biologia farmacêutica. 2016;54(1):105-10. PubMed PMID: 26017566.

35. Molaverdi F, Khoobi M, Emami S, Alipour M, Firuzi O, Foroumadi A, et al. Cinamoilcumarinas polioxigenadas como análogos conformativamente restritos de diarilpentanóides citotóxicos: síntese e atividade biológica. Revista europeia de química medicinal. 2013 Oct;68:103-10. PubMed PMID: 23973822.

36. Yang J, Liu GY, Dai F, Cao XY, Kang YF, Hu LM, et al. Síntese e avaliação biológica de 3-fenilcumarinas hidroxiladas como antioxidantes e agentes antiproliferativos. Bioorganic & medicinal chemistry letters. 2011 Nov 01;21(21):6420-5. PubMed PMID: 21920747.

37. Paul K, Bindal S, Luxami V. Síntese de novos híbridos conjugados de cumarina-benzimidazol e sua atividade anticancerígena. Cartas de química bioorgânica e medicinal. 2013 Jun 15;23(12):3667-72. PubMed PMID: 23642480.

38. Elshemy HA, Zaki MA. Conceção e síntese de novos híbridos de cumarina e compreensão do seu modo de ação antiproliferativa. Bioorganic & medicinal chemistry. 2017 Feb 01;25(3):1066-75. PubMed PMID: 28038941.

39. Nasr T, Bondock S, Youns M. Anticancer activity of new coumarin substituted hydrazide-hydrazone derivatives. Revista europeia de química medicinal. 2014 Abr 09;76:539-48. PubMed PMID: 24607878.

40. Riveiro ME, Maes D, Vazquez R, Vermeulen M, Mangelinckx S, Jacobs J, et al. Para o estabelecimento de relações estrutura-atividade para cumarinas oxigenadas

como indutores de diferenciação de células leucémicas promonocíticas. Bioorganic & medicinal chemistry. 2009 Sep 15;17(18):6547-59. PubMed PMID: 19716307.

41. Riveiro ME, Moglioni A, Vazquez R, Gomez N, Facorro G, Piehl L, et al. Structural insights into hydroxycoumarin-induced apoptosis in U-937 cells. Bioorganic & medicinal chemistry. 2008 Mar 01;16(5):2665-75. PubMed PMID: 18060791.

42. Riveiro ME, Vazquez R, Moglioni A, Gomez N, Baldi A, Davio C, et al. Mecanismos bioquímicos subjacentes à atividade pró-apoptótica da 7,8-dihidroxi-4-metilcumarina em células leucémicas humanas. Biochemical pharmacology. 2008 Feb 01;75(3):725-36. PubMed PMID: 17996847.

43. Kim HH, Sik Bang S, Seok Choi J, Han H, Kim IH. Envolvimento de PKC e ROS no mecanismo citotóxico da decursina anti-leucémica e seus derivados e a sua relação estrutura-atividade em células humanas de eritroleucemia K562 e de mieloleucemia U937. Cancer letters. 2005 Jun 08;223(2):191-201. PubMed PMID: 15896453.

44. Ahn Q, Jeong SJ, Lee HJ, Kwon HY, Han I, Kim HS, et al. A inibição da survivina dependente da ciclo-oxigenase-2 medeia a apoptose induzida pela decursina em células de leucemia mieloide humana KBM-5. Cancer letters. 2010 Dec 08;298(2):212-21. PubMed PMID: 20673699. Pubmed Central PMCID: 3689030.

45. Chu CY, Tsai YY, Wang CJ, Lin WL, Tseng TH. Indução de apoptose pela esculetina em células de leucemia humana. Revista Europeia de Farmacologia. 2001 Mar 23;416(1-2):25-32. PubMed PMID: 11282109.

46. Lee SH, Park C, Jin CY, Kim GY, Moon SK, Hyun JW, et al. Envolvimento da sinalização da quinase relacionada com o sinal extracelular na paragem G1 induzida pela esculetina nas células U937 da leucemia humana. Biomedicine & pharmacotherapy = Biomedicina e farmacoterapia. 2008 Dec;62(10):723-9. PubMed PMID: 18222060.

47. Wang CJ, Hsieh YJ, Chu CY, Lin YL, Tseng TH. Inibição da progressão do ciclo celular em células de leucemia humana HL-60 por esculetina. Cancer letters. 2002 Sep 26;183(2):163-8. PubMed PMID: 12065091.

48.   Lin TH, Lu FJ, Yin YF, Tseng TH. Reforço da esculetina na apoptose provocada pelo trióxido de arsénio em células de leucemia humana U937. Interacções químico-biológicas. 2009 Jun 15;180(1):61-8. PubMed PMID: 19428345.

49.   Park C, Jin CY, Kim GY, Choi IW, Kwon TK, Choi BT, et al. Indução de apoptose pela esculetina em células de leucemia humana U937 através da ativação de JNK e ERK. Toxicologia e farmacologia aplicada. 2008 Mar 01;227(2):219-28. PubMed PMID: 18031783.

50.   Park C, Jin CY, Kwon HJ, Hwang HJ, Kim GY, Choi IW, et al. Indução de apoptose por esculetina em células de leucemia humana U937: papéis de Bcl-2 e sinalização de quinase regulada extracelular. Toxicology in vitro : uma revista internacional publicada em associação com a BIBRA. 2010 Mar;24(2):486-94. PubMed PMID: 19786087.

51.   Rubio V, Calvino E, Garcia-Perez A, Herraez A, Diez JC. As células NB4 da leucemia promielocítica aguda humana são sensíveis à esculetina através da indução de um mecanismo apoptótico. Interacções químico-biológicas. 2014 Sep 05;220:129-39. PubMed PMID: 24995577.

52.   Tung NH, Uto T, Sakamoto A, Hayashida Y, Hidaka Y, Morinaga O, et al. Efeitos antiproliferativos e apoptóticos de compostos da flor de Mammea siamensis (Miq.) T. Anders. em linhas celulares de cancro humano. Bioorganic & medicinal chemistry letters. 2013 Jan 01;23(1):158-62. PubMed PMID: 23206866.

53.   Uto T, Tung NH, Thongjankaew P, Lhieochaiphant S, Shoyama Y. Kayeassamin A Isolated from the Flower of Mammea siamensis Triggers Apoptosis by Activating Caspase-3/-8 in HL-60 Human Leukemia Cells. Investigação em Farmacognosia. 2016 Out-Dez;8(4):244-8. PubMed PMID: 27695262. Pubmed Central PMCID: 5004513.

54.   Yang LL, Wang MC, Chen LG, Wang CC. Atividade citotóxica das cumarinas dos frutos de Cnidium monnieri em linhas celulares de leucemia. Planta medica. 2003 Dec;69(12):1091-5. PubMed PMID: 14750023.

55.   Wang H, Jia XH, Chen JR, Wang JY, Li YJ. Osthole mostra o potencial para

ultrapassar a resistência a múltiplos fármacos mediada pela glicoproteína-P nas células de leucemia mieloide humana K562/ADM através da inibição da via de sinalização PI3K/Akt. Oncology reports. 2016 Jun;35(6):3659-68. PubMed PMID: 27109742.

56. Appendino G, Bianchi F, Bader A, Campagnuolo C, Fattorusso E, Taglialatela-Scafati O, et al. Cumarinas de Opopanax chironium. Novas di-hidrofuranocumarinas e indução diferencial da apoptose pela imperatorina e pela heraclenina. Jornal de produtos naturais. 2004 Abr;67(4):532-6. PubMed PMID: 15104479.

57. Bhatti R, Singh J, Saxena AK, Suri N, Ishar MP. Normalização farmacognóstica e atividade antiproliferativa das folhas de Aegle marmelos (L.) Correa em várias linhas celulares de cancro humano. Jornal indiano de ciências farmacêuticas. 2013 Nov;75(6):628-34. PubMed PMID: 24591736. Pubmed Central PMCID: 3928725.

58. Kawaii S, Tomono Y, Katase E, Ogawa K, Yano M. Effect of coumarins on HL-60 cell differentiation. Anticancer research. 2000 Jul-Ago;20(4):2505-12. PubMed PMID: 10953319.

59. Pae HO, Oh H, Yun YG, Oh GS, Jang SI, Hwang KM, et al. Imperatorin, uma furanocumarina de Angelica dahurica (Umbelliferae), induz apoptose dependente do citocromo c na leucemia promielocítica humana, células HL-60. Pharmacol Toxicol. 2002 Jul;91(1):40-8. PubMed PMID: 12193260. Epub 2002/08/24. eng.

60. Vazquez R, Riveiro ME, Vermeulen M, Mondillo C, Coombes PH, Crouch NR, et al. Toddaculin, uma cumarina natural de Toddalia asiatica, induz diferenciação e apoptose em células leucémicas U-937. Phytomedicine: revista internacional de fitoterapia e fitofarmacologia. 2012 Jun 15;19(8-9):737-46. PubMed PMID: 22537907.

61. Jun DY, Kim JS, Park HS, Han CR, Fang Z, Woo MH, et al. A atividade apoptogénica do aurapteno de Zanthoxylum schinifolium em células Jurkat T de leucemia aguda humana está associada à ativação da caspase-8 mediada pelo stress do ER que estimula a cascata da caspase dependente ou independente da mitocôndria. Carcinogenesis. 2007 Jun;28(6):1303-13. PubMed PMID: 17301064.

62. Gholami O, Shamsara J. Comparação dos efeitos citotóxicos da umbelliprenina e

do aurapteno. Int J Pharm Pharm Sci 2016;8:1-4.

63. Oh BS, Shin EA, Jung JH, Jung DB, Kim B, Shim BS, et al. Efeito Apoptótico do Ácido Galbânico através da Ativação de Caspases e Inibição de Mcl-1 em Células de Carcinoma de Pulmão Não Pequeno H460. Pesquisa em Fitoterapia: PTR. 2015 Jun; 29 (6): 844-9. PubMed PMID: 25753585.

64. Li X, Zeng X, Sun J, Li H, Wu P, Fung KP, et al. A imperatorina induz a degradação de Mcl-1 para desencadear cooperativamente a translocação de Bax e a ativação de Bak para suprimir o hepatoma humano resistente a medicamentos. Cancer letters. 2014 Jun 28;348(1-2):146-55. PubMed PMID: 24680709.

65. Jin L, Tabe Y, Kimura S, Zhou Y, Kuroda J, Asou H, et al. Atividade antiproliferativa e pró-apoptótica do GUT-70 mediada por uma potente inibição da Hsp90 no linfoma de células do manto. British journal of cancer. 2011 Jan 04;104(1):91-100. PubMed PMID: 21139584. Pubmed Central PMCID: 3039813.

66. Lin MH, Cheng CH, Chen KC, Lee WT, Wang YF, Xiao CQ, et al. Indução de apoptose mediada por ativação JNK independente de ROS por um novo derivado cumarínico, 52

DMAC, em células humanas de cancro do cólon. Interacções químico-biológicas. 2014 Jul 25;218:42-9. PubMed PMID: 24812029.

67. Singh RK, Lange TS, Kim KK, Brard L. Um derivado da cumarina (RKS262) inibe a progressão do ciclo celular, causa sinalização pró-apoptótica e citotoxicidade em células de cancro do ovário. Investigational new drugs. 2011 Feb;29(1):63-72. PubMed PMID: 19865799. Pubmed Central PMCID: 4801487.

68. Billard C, Menasria F, Quiney C, Faussat AM, Finet JP, Combes S, et al. Os análogos 4-arilcumarínicos das combretastatinas estimulam a apoptose das células leucémicas de doentes com leucemia linfocítica crónica. Experimental hematology. 2008 Dec;36(12):1625-33. PubMed PMID: 18922614.

69. Rosselli S, Maggio A, Bellone G, Formisano C, Basile A, Cicala C, et al. Actividades antibacteriana e anticoagulante de cumarinas isoladas das flores de

Magydaris tomentosa. Planta Med. 2007 Feb;73(2):116-20. PubMed PMID: 17128388. Epub 2006/11/28. eng.

70. Iranshahi M, Shahverdi AR, Mirjani R, Amin G, Shafiee A. Umbelliprenin from Ferula persica roots inhibits the red pigment production in Serratia marcescens. Z Naturforsch C. 2004 Jul-Ago;59(7-8):506-8. PubMed PMID: 15813369. Epub 2005/04/09. eng.

71. Shahverdi AR, Saadat F, Khorramizadeh MR, Iranshahi M, Khoshayand MR. Dois inibidores de metaloproteinases de matriz de Ferula persica var. persica.

Fitomedicina. 2006 Nov;13(9-10):712-7. PubMed PMID: 16487689. Epub 2006/02/21. eng.

72. Iranshahi M, Arfa P, Ramezani M, Jaafari MR, Sadeghian H, Bassarello C, et al. Sesquiterpeno cumarinas de Ferula szowitsiana e atividade antileishmaniana in vitro de 7-preniloxicumarinas contra promastigotas. Phytochemistry. 2007 Feb;68(4):554-61. PubMed PMID: 17196626. Epub 2007/01/02. eng.

73. Barthomeuf C, Lim S, Iranshahi M, Chollet P. A umbeliprenina de Ferula szowitsiana inibe o crescimento de células de melanoma maligno pigmentado metastático humano M4Beu através da paragem do ciclo celular em G1 e da indução de apoptose dependente de caspase. Fitomedicina. 2008 Jan;15(1-2):103-11. PubMed PMID: 17689942. Epub 2007/08/11. eng.

74. Kent UM, Lin HL, Noon KR, Harris DL, Hollenberg PF. Metabolismo da bergamotina pelos citocromos P450 2B6 e 3A5. J Pharmacol Exp Ther. 2006 Sep;318(3):992-1005. PubMed PMID: 16785317. Epub 2006/06/21. eng.

75. Edwards DJ, Fitzsimmons ME, Schuetz EG, Yasuda K, Ducharme MP, Warbasse LH, et al. 6',7'-Dihydroxybergamottin in grapefruit juice and Seville orange juice: effects on cyclosporine disposition, enterocyte CYP3A4, and P-glycoprotein. Clin Pharmacol Ther. 1999 Mar;65(3):237-44. PubMed PMID: 10096255. Epub 1999/03/30. eng.

76. Kostova I. Synthetic and natural coumarins as cytotoxic agents. Curr Med Chem

Anticancer Agents. 2005 Jan;5(1):29-46. PubMed PMID: 15720259. Epub 2005/02/22. eng.

77. Thornes RD, Daly L, Lynch G, Breslin B, Browne H, Browne HY, et al. Treatment with coumarin to prevent or delay recurrence of malignant melanoma. J Cancer Res Clin Oncol. 1994;120 Suppl:S32-4. PubMed PMID: 8132701. Epub 1994/01/01. eng.

78. Shahverdi AR, Mirjani R, Amin G, Shafiee A, Iranshahi M. Branqueamento de Serratia marcescens por algumas cumarinas: um estudo espetrofotométrico. J Basic Microbiol. 2005;45(6):470-4. PubMed PMID: 16304709. Epub 2005/11/24. eng.

79. Soltani F, Mosaffa F, Iranshahi M, Karimi G, Malekaneh M, Haghighi F, et al. Avaliação dos efeitos antigenotóxicos da umbelliprenina em linfócitos periféricos humanos expostos a stress oxidativo. Cell Biol Toxicol. 2009 Jun;25(3):291-6. PubMed PMID: 18618275. Epub 2008/07/12. eng.

80. Iranshahi M, Sahebkar A, Takasaki M, Konoshima T, Tokuda H. Atividade quimiopreventiva do cancro da cumarina prenilada, umbelliprenina, in vivo. Eur J Cancer Prev. 2009 Sep;18(5):412-5. PubMed PMID: 19531956. Epub 2009/06/18. eng.

81. Ziai SA, Gholami O, Iranshahi M, Zamani AH, Jeddi-Tehrani M.

A umbeliprenina induz a apoptose em linhas de células CLL. Revista iraniana de investigação farmacêutica: IJPR. primavera de 2012; 11 (2): 653-9. PubMed PMID: 24250490. Pubmed Central PMCID: 3832171.

82. Gholami O, Jeddi-Tehrani M, Iranshahi M, Zarnani AH, Ziai SA. A umbeliprenina de Ferula szowitsiana ativa as vias intrínseca e extrínseca da apoptose na linha de células Jurkat T-CLL. Revista iraniana de investigação farmacêutica: IJPR. verão de 2013; 12 (3): 371-6. PubMed PMID: 24250644. Pubmed Central PMCID: 3813267.

83. Gholami O, Jeddi-Tehrani M, Iranshahi M, Zarnani AH, Ziai SA. Mcl-1 é regulado por cumarina prenilada, umbelliprenina em células jurkat. Revista iraniana de

investigação farmacêutica: IJPR. outono de 2014; 13 (4): 1387-92. PubMed PMID: 25587328. Pubmed Central PMCID: 4232805.

84. Alkhatib R, Hennebelle T, Joha S, Idziorek T, Preudhomme C, Quesnel B, et al. Atividade da elaeocitrina A de Ferula elaeochytris em linhas celulares de leucemia. Phytochemistry. 2008 Dec;69(17):2979-83. PubMed PMID: 18992904. Epub 2008/11/11. eng.

85. Tabata K, Motani K, Takayanagi N, Nishimura R, Asami S, Kimura Y, et al. Xanthoangelol, um constituinte principal da chalcona de Angelica keiskei, induz apoptose em células de neuroblastoma e leucemia. Biol Pharm Bull. 2005 Aug;28(8):1404-7. PubMed PMID: 16079483. Epub 2005/08/05. eng.

86. Pae HO, Oh H, Yun YG, Oh GS, Jang SI, Hwang KM, et al. Imperatorin, uma furanocumarina de Angelica dahurica (Umbelliferae), induz apoptose dependente do citocromo c na leucemia promielocítica humana, células HL-60. Pharmacol Toxicol. 2002 Jul;91(1):40-8. PubMed PMID: 12193260. Epub 2002/08/24. eng.

87. Dorrie J, Gerauer H, Wachter Y, Zunino SJ. O resveratrol induz uma apoptose extensa através da despolarização das membranas mitocondriais e da ativação da caspase-9 em células de leucemia linfoblástica aguda. Cancer Res. 2001 Jun 15;61(12):4731-9. PubMed PMID: 11406544. Epub 2001/06/19. eng.

88. Shi Y. Uma visão estrutural da apoptose mediada por mitocôndrias. Nat Struct Biol. 2001 maio; 8 (5): 394-401. PubMed PMID: 11323712. Epub 2001/04/27. eng.

89. Chao DT, Korsmeyer SJ. Família BCL-2: reguladores da morte celular. Annu Rev Immunol. 1998;16:395-419. PubMed PMID: 9597135. Epub 1998/05/23. eng.

90. Vander Heiden MG, Thompson CB. Proteínas Bcl-2: reguladores da apoptose ou da homeostase mitocondrial? Nat Cell Biol. 1999 Dec;1(8):E209-16. PubMed PMID: 10587660. Epub 1999/12/10. eng.

91. Kitada S, Andersen J, Akar S, Zapata JM, Takayama S, Krajewski S, et al.

Expressão de proteínas reguladoras da apoptose na leucemia linfocítica crónica: correlações com quimiorrespostas in vitro e in vivo. Blood. 1998 May 1;91(9):3379-89. PubMed PMID: 9558396. Epub 1998/05/23. eng.

92. Pepper C, Hoy T, Bentley DP. Bcl-2/Bax ratios in chronic lymphocytic leukaemia and their correlation with in vitro apoptosis and clinical resistance. Br J Cancer. 1997;76(7):935-8. PubMed PMID: 9328155. Pubmed Central PMCID: 2228064. Epub 1997/01/01. eng.

93. Saxena A, Viswanathan S, Moshynska O, Tandon P, Sankaran K, Sheridan DP. Mcl-1 and Bcl-2/Bax ratio are associated with treatment response but not with Rai stage in B-cell chronic lymphocytic leukemia. Am J Hematol. 2004 Jan;75(1):22-33. PubMed PMID: 14695629. Epub 2003/12/26. eng.

94. Kitada S, Reed JC. MCL-1 promoter insertions dial-up aggressiveness of chronic leukemia. J Natl Cancer Inst. 2004 5 de maio; 96 (9): 642-3. PubMed PMID: 15126592. Epub 2004/05/06. eng.

95. Tangye SG, Raison RL. As citocinas humanas suprimem a apoptose de células leucémicas

Células B CD5+ e preservar a expressão de bcl-2. Immunol Cell Biol. 1997 Abr;75(2):127-35. PubMed PMID: 9107564. Epub 1997/04/01. eng.

96. Frankfurt OS, Byrnes JJ, Villa L. Protection from apoptotic cell death by interleukin-4 is increased in previously treated chronic lymphocytic leukemia patients. Leuk Res. 1997 Jan;21(1):9-16. PubMed PMID: 9029180. Epub 1997/01/01. eng.

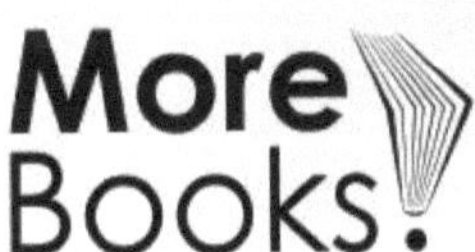

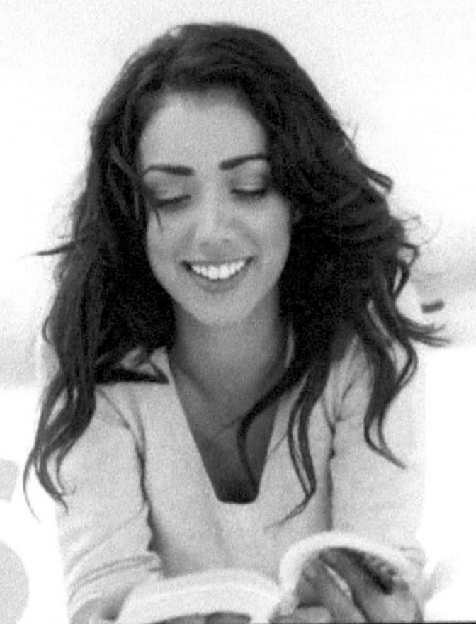

yes I want morebooks!

Buy your books fast and straightforward online - at one of world's fastest growing online book stores! Environmentally sound due to Print-on-Demand technologies.

Buy your books online at
www.morebooks.shop

Compre os seus livros mais rápido e diretamente na internet, em uma das livrarias on-line com o maior crescimento no mundo! Produção que protege o meio ambiente através das tecnologias de impressão sob demanda.

Compre os seus livros on-line em
www.morebooks.shop

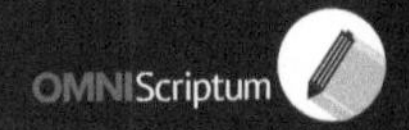

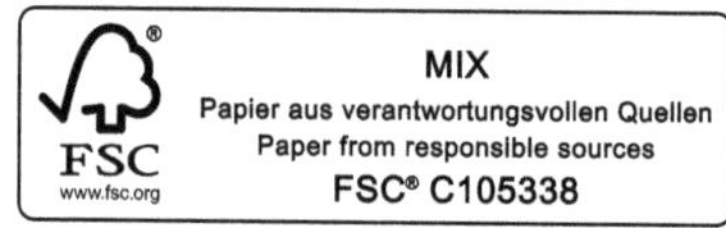

Printed by Books on Demand GmbH, Norderstedt / Germany